胡文馨 编著

GUYS,
TIME
TO REGIMEN

"一看就懂一学就会的

年轻人健康宝典

年轻人，该你养生了

华龄出版社
HUALING PRESS

contents

目 录

1 年轻人，该养身体了

低成本养生　每日梳头　　　　　　　　　　003

千万不要湿着头发睡觉　　　　　　　　　　005

用眼40分钟　休息10分钟　　　　　　　　　008

勿常抠鼻孔　　　　　　　　　　　　　　　012

别再每天无效刷牙了　　　　　　　　　　　014

三伏天晒背　健康一整年　　　　　　　　　017

坚持拍肘窝　　　　　　　　　　　　　　　019

坚持拍腋窝　　　　　　　　　　　　　　　021

肝脏不好真的会变丑　　　　　　　　　　　023

腹泻窜稀需滋养肠胃　　　　　　　　　　　027

睡前揉腹是很好的养生   029

坚持练习腹式呼吸法   031

不要下意识跷二郎腿   034

双腿交叉坐　舒服但有害   036

每晚睡前靠墙抬抬腿   039

每晚睡前做自行车蹬腿   041

关节嘎嘣响　注意多保养   044

睡前泡脚　坚持有奇效   048

好好穿袜子   050

每个月定期修剪脚指甲   053

多晒晒脚底   055

这些部位忌空调直吹   057

常感乏累应补充气血   059

五音养生法   062

每晚睡前先放松身体   064

contents

2 年轻人，该养饮食了

按时吃三餐   069

坚持吃早餐   071

饭吃八分饱   073

多吃些粗粮   075

多吃豆制品   077

吃饭加点醋   079

吃点西红柿   081

坚持吃苹果   083

别吃烂水果   085

少吃外卖   087

养胃小知识   089

黑色食物对肾脏有益   093

酸味食物可缓解焦虑   095

促进消化的通便食物   097

正餐之外的"小补给"   100

每天八杯水 103

早起喝杯水 105

勿狂喝冰水 107

饮料奶茶真的要少喝 109

茶是最健康天然的饮料 112

饭后喝酸奶 114

抗炎饮食 116

抗衰老饮食 118

3 年轻人，该养习惯了

长寿老人的共同特点 123

保持年轻的十大习惯 126

每日养生完美小闭环 129

带轮的椅子不要久坐 133

久坐空调房 伏后需热养 135

洗澡可改善坏情绪 138

contents

睡觉是人生第一大补   143

不要趴着睡   145

不要蒙头睡   147

长期熬夜会严重伤身   149

失眠问题要高度重视   152

睡觉时保持正确姿势   157

被子的颜色会影响睡眠   160

起床后不要立刻叠被子   163

床铺头脚的位置要固定   165

定期洗床品   167

定期换筷子   170

衣服洗完后应立即晾晒   172

脱袜子时千万不要闻   174

内裤其实比袜子更脏   176

蹲厕所时间不宜过长   179

排便中途不要冲马桶   181

不要长时间低头玩手机   183

不要长时间侧躺玩手机   185

戴耳机时间不宜过长　　　　　　　　　187

日常多拉伸　　　　　　　　　　　　　189

压力太大时　停下来发呆　　　　　　　192

经常深呼吸　　　　　　　　　　　　　194

每天散散步　　　　　　　　　　　　　196

养一盆植物　　　　　　　　　　　　　199

整理房间能让能量流动　　　　　　　　201

爱唱歌的人更容易长寿　　　　　　　　203

读书可减压　　　　　　　　　　　　　206

多多拥抱你在乎的人　　　　　　　　　208

定期给自己一个小奖励　　　　　　　　210

4　年轻人，该养心态了

心情不好会让人变丑　　　　　　　　　215

情绪不畅会导致胃病　　　　　　　　　217

长期焦虑易致心理病　　　　　　　　　219

每次生气都是身体地震   224

吃饭的时候不要生气   227

千万不要带着气睡觉   229

生气的时候请握紧拳头   232

告别玻璃心　没有那么难   234

人越快乐　免疫力越高   236

大笑促健康   238

强忍眼泪=慢性自杀   240

健康是人生最大的财富   244

contents

1

年轻人，
该养身体了

低成本养生

每日梳头

（春三月梳头，缓解头晕，养发生发。）

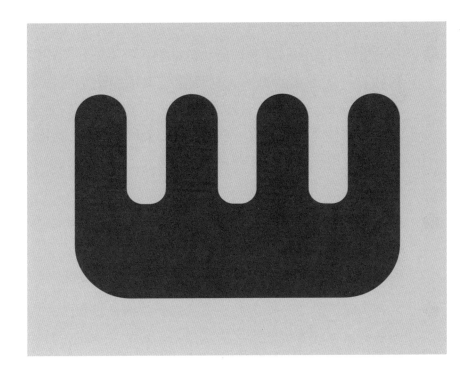

低成本养生 每日梳头

　　和大家分享一个低成本的养生方法——梳头。古书《养生论》中这样记载："春三月，每朝梳头一二百下，寿自高。头发恢复生机，生发固发。"

❶ 养发生发。头发的营养来自头皮细胞，梳头能让头皮得到刺激，促进血液循环，从而让头皮细胞更活跃，输送的营养更多，可以有效滋养头发，加快头发的生长速度。常梳头，还能防止掉发、白发增生。每天梳100次，早、晚梳，不仅能养发生发，还能使头发柔软又有光泽。

❷ 安神助眠。梳头可以按摩头皮，能让头部得到舒缓放松。早上刚起床梳梳头，能放松头脑；睡觉前梳梳头，能改善睡眠质量；工作累了梳梳头，能让精神更饱满。

❸ 减轻头痛。思虑过多容易头晕头痛，这时候梳梳头，能刺激头皮，让紧绷的神经得到放松，也能缓解神经性偏头痛。早、晚都梳一梳吧。

千万不要湿着头发睡觉

（尤其是有颈椎病、偏头疼、脱发的朋友。）

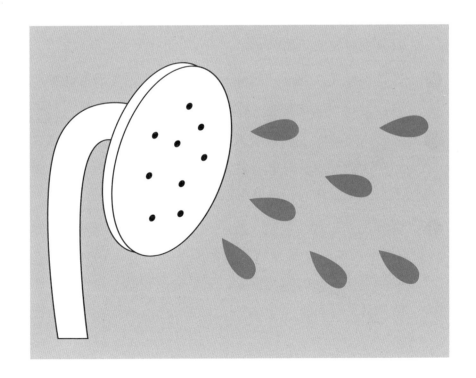

千万不要湿着头发睡觉

❶ 容易导致枕头滋生细菌。湿着头发睡觉，头发里的水分渗透进枕头内，枕头容易滋生细菌、螨虫、真菌，久而久之，容易造成头皮细菌感染或引起过敏性鼻炎等，所以要把头发吹干再睡觉。

❷ 容易引发偏头痛。长时间湿着头发睡觉，会导致头部受凉，引起脑血管收缩，容易犯偏头痛，甚至头痛。

❸ 导致伤风感冒。感冒多与病毒感染有关，湿着头发睡觉会使头部受凉，降低人体免疫力，病原体则更容易通过呼吸道入侵体内，进而导致伤风感冒。

❹ 导致头发干燥、脱发。我们的头发一般是在凌晨2点到5点生长的，潮湿的状态不利于头发生长。再加上湿头发与湿枕头间的摩擦增大，头发会变得越来越毛糙、干枯，甚至脱发。

❺ 容易引发颈椎疼痛。睡觉时颈部正好压在湿发和被浸湿的枕头上，颈椎长时间接触这些湿凉之物，容易受寒引起颈椎疼痛，尤其对于本身就患有颈椎病的人来说，会加重颈椎的不适感。

用眼40分钟
休息10分钟

（眼睛肿胀、视力模糊、眩晕请暂停用眼！）

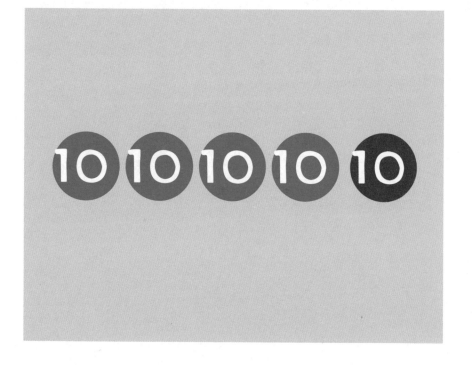

多放松眼睛

❶ 眼睛是心灵的窗户，养成正确的用眼习惯是保护眼睛的基础。每次持续用眼最好不要超过40分钟，每用眼40分钟，要休息10分钟，可眺望远方或闭眼休息一会儿，防止眼睛疲劳干燥。

❷ 研究表明，持续用眼后短暂地闭眼休息能够获得更好的工作状态。闭眼时，大脑只能接触到外界20%的信息，这时大脑的脑电波处于平静状态，能使大脑得到短暂的休息，后续的工作效率也会更高。

护眼小知识

① 看大拇指。伸直胳膊竖起大拇指，双眼注视大拇指，然后再注视远处的物体，如此反复看5~6次，能起到锻炼视力、缓解眼疲劳的作用。

② 用眼睛画"8"字。上下左右转动眼球，就像用眼睛画"8"字。眼睛疲劳或视线模糊时采用此方法，可以有效缓解不适。

③ 眼部按摩。用食指、中指、无名指的指端轻轻地按压眼球3~5分钟，可以放松眼部肌肉，增强眼球的灵活度，缓解眼疲劳。

④ 多进行户外活动。户外活动可以有效预防近视，每周户外活动时间从5小时增加到14小时，近视发生率可降低三分之一。

⑤ 不要用手揉眼睛。手上有很多细菌，用手揉眼睛会把细菌带进眼里，容易引起各种眼疾。

⑥ 多眨眼。长时间盯着电子屏幕，眼表容易缺水干涩，多眨眼可以湿润眼表，形成泪膜，缓解眼疲劳，保护眼睛。

❼ 护眼饮食。多喝菊花茶、决明子茶、金银花茶、枸杞茶等清肝明目的茶。多吃富含花青素、维生素C的抗氧化水果，如蓝莓、黑加仑、黑枸杞、柠檬、西瓜、草莓、猕猴桃等。

❽ 远眺，多看绿色植物。远眺对眼睛有好处，可以很大程度地缓解眼疲劳，而看绿色植物可以保护视力，因为绿色在光谱的中间，波长较短，能给我们的眼睛带来舒适感。

❾ 不要侧躺着看手机。很多人习惯睡前侧躺在床上看手机，其实侧躺的姿势对眼睛压迫较大，长时间侧躺看手机易造成左右眼视力偏差，是非常伤眼的行为。

勿常抠鼻孔

（小心鼻孔越抠越大，还会得鼻炎！）

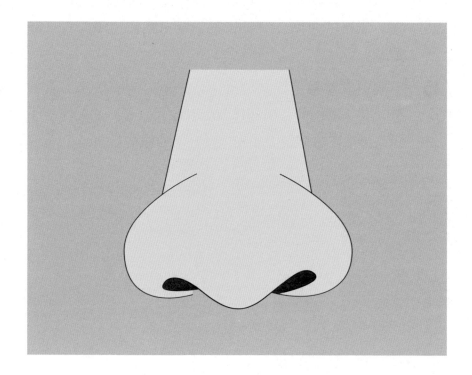

勿常抠鼻孔

① 鼻孔变大。就像用牙签剔牙会撑大牙缝一样，经常用手抠鼻孔也会撑大鼻孔，而且鼻子容易红肿，影响颜值。

② 鼻黏膜易受伤。鼻黏膜里含有丰富的毛细血管，非常脆弱。频繁用手指抠挖鼻孔，指甲刮碰鼻黏膜，很容易导致鼻黏膜受损出血，还会让鼻腔变得干燥。

③ 带入细菌。抠鼻孔会将手上的细菌带入鼻前孔和其他部位，从而导致鼻炎。而且鼻腔位于危险三角区，尽量少抠鼻孔，少抠鼻子上的痘痘等，这个区域一旦感染可能会波及大脑。

④ 鼻毛损伤。鼻毛受损脱落，会削弱对灰尘的阻隔功能，鼻腔也更容易干燥。

别再每天无效刷牙了

（口腔异味、牙齿敏感酸痛，你可能在无效刷牙。）

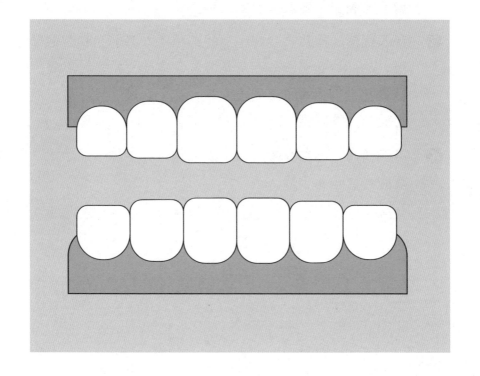

如何正确刷牙

1. 第一步，45°角刷牙齿表面。刷头竖着斜放，轻压在牙齿上，大概45°角，打圈来回刷，里面也要刷到，确保每颗牙齿都刷到位，并轻刷牙龈。

2. 第二步，刷牙齿侧面。刷头立起来回刷牙齿的侧面，前侧、后侧都要刷到，后侧这个地方最容易藏污纳垢，要多刷刷。

3. 第三步，刷牙齿咬合面。刷头与牙齿咬合面垂直，前后来回平刷，尤其是后牙，多刷几次，确保每颗牙齿都刷到。

4. 第四步，轻刷舌头表面。很多人有口气就是因为日常忽略了刷舌苔这一步。轻轻地刷，除去食物残渣和舌苔，最后用清水漱口。

5. 刷牙至少要持续3分钟才能起到清洁作用哦！

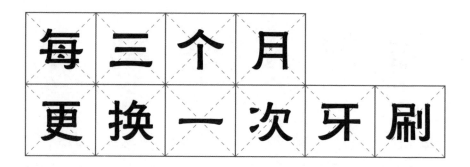

① 刷完牙之后，大部分人会直接把牙刷放置在牙杯中，此时牙刷毛还处于潮湿的状态，在卫生间的环境里很容易滋生细菌。如果长期不更换，牙刷就成了细菌的温床。

② 多次使用后，牙刷毛会变形、分叉，清洁能力变差，如果不及时更换，这种变形的牙刷毛不仅会导致清洁不到位，还会损坏牙龈。

③ 平时刷完牙，记得要把牙刷刷头朝上倒立着放，甩一甩水渍，让牙刷毛尽量干燥一点儿，尽量避免牙刷毛上细菌滋生。

④ 建议每三个月更换一次牙刷。

三伏天晒背
健康一整年

（入伏后记得晒背啊！）

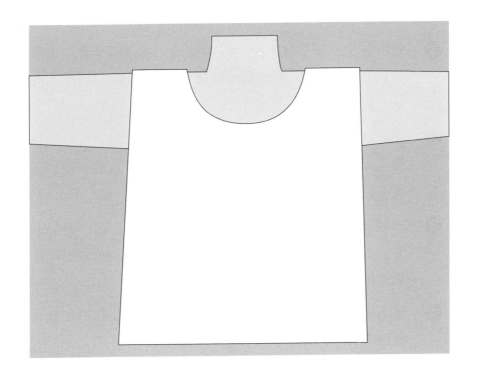

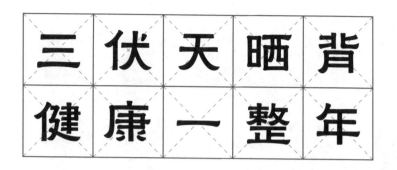

三伏天是一年当中气温最高、阳气最盛的时段，此时晒背可以有效祛除人体中久排不出的湿气与寒气，促进血液的流通与循环，健康一整年！

1 阳气充足。背部是人体的阳中之阳，多晒晒后背可以使体内的阳气增加，尤其对体寒、手脚冰凉、痛经的女生，好处多多。

2 保持脾胃健康。在太阳下晒晒背能驱除脾胃里的寒气，有助于改善消化功能。脾胃不好、经常腹泻或溏便的朋友可以多晒晒背。

3 改善睡眠质量。多晒背能缓解不良情绪，让心情好起来。此外，晒背对改善睡眠质量也有帮助，让我们睡得更香甜。

4 预防皮肤病。阳光中的紫外线可以杀菌，温热的阳光也能帮助身体排毒，提高皮肤对病菌的抵抗力。

坚持拍肘窝

（肘窝是人体的排污口之一。）

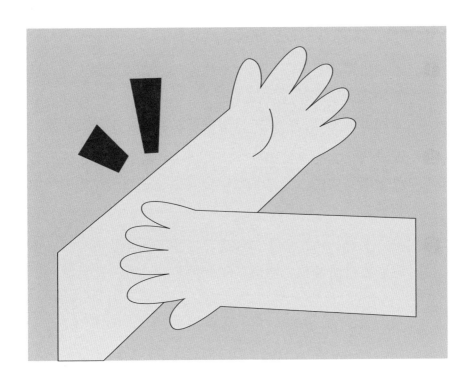

坚持拍肘窝

俗话说"养生拍八虚"，肘窝就是其中一个重要的部位。肘窝处有大量汗腺和皮脂腺，是人体的排污口之一，经常拍打肘窝对身体有很多好处。

1 活络排毒。肘窝是心经、心包经和肺经通过的地方，经常拍打可以帮助身体疏通经络。平时久坐、不运动、饮食油腻的人群，经常拍打肘窝可以帮助身体轻松排毒。

2 促进气血。肘窝处有几条人体重要的经络通过，还有几处重要的穴位，经常拍打肘窝可以消除寒气、促进气血运行。

3 拍打手法：将左手手臂伸直，右手五指并拢成勺状，由轻到重缓慢地拍打肘窝，三分钟左右换另一只手。

坚持拍腋窝

（尤其是情绪不稳定、容易生气急躁的朋友。）

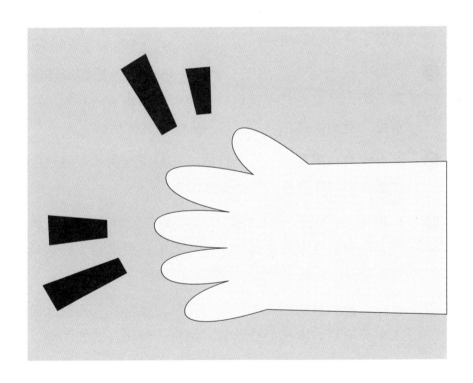

坚持拍腋窝

❶ 改善心肺。拍打腋窝主要是拍打极泉穴，这个穴位非常重要，经常拍打可以促进人体的血液循环，刺激并改善淋巴系统和心肺功能。

❷ 祛除心火和毒素。由于心经、心包经、肺经均经过腋窝，因此经常拍打腋窝可以祛除心火和毒素，缓解上火难受、咽部疼痛、心烦心热、失眠多梦等症状。

❸ 促进代谢和排毒。每天坚持拍打几分钟腋窝可以促进血液循环和新陈代谢，帮助身体排毒。

❹ 宽胸理气，调节不良情绪。经常莫名烦躁、容易发脾气，很有可能是气血运行不畅导致的。经常拍一拍腋窝可以帮助我们疏通气血，缓解不良情绪。

❺ 呵护乳腺。腋窝是人体乳腺的开关。经常生气对乳腺健康十分不利，容易导致结节、增生、硬块。悲伤愤怒，乳房也会随之疼痛。没事经常拍一拍腋窝，让气血顺畅，有利于乳腺健康。

❻ 拍打手法：全身肌肉放松，一侧手臂向后抬起，另一只手五指并拢成勺状，由轻到重间歇性拍打腋窝几分钟后，左右互换。

肝脏不好真的会变丑

（体味异常、口气不佳都与肝有关。）

肝脏的作用

① 肝脏不好真的会变丑。肝不好会使人脸色变暗黄、长斑、长痘、眼睛干涩，有些人还会出现头发出油、脱发等问题。要好好保护肝脏，肝脏干净了，脸才能干净。

② 肝脏是人体重要的排毒器官，身体所产生的废物、毒素都需要由肝脏来进行代谢。肝脏功能不好，胆汁的分泌量就会显著减少，体内的毒素会逐渐堆积，导致身体出现各种健康问题。

伤肝的行为

❶ 熬夜。夜间是肝脏的排毒和代谢时间，熬夜会加重肝脏负担，是最伤肝的行为之一。

❷ 憋尿。肝脏是人体重要的排毒、代谢器官，而人体排毒的主要途径则是排汗、排尿、排便。如果经常憋尿，晨起不尽快排尿，毒素、代谢废物就会堆积在身体当中，甚至重复吸收，致使肝脏负担变重。

❸ 常吃生的或烧焦的食物，尤其是肉类、海鲜类。生食中往往带有细菌和寄生虫，烧焦的食物中则含有大量的致癌物质，二者都极其容易导致肝脏受损。

❹ 喝酒。饮酒后大部分的酒精都需要在肝脏中进行代谢，自然也就加重了肝脏的负担，降低了肝脏的再生能力，对肝脏造成严重损害。

护肝小方法

❶ 保持情绪稳定。生气发怒最容易伤肝，生气时肝脏瘀滞不畅，经常生气会导致肝气郁结。想要肝健康，首先要学会保持情绪稳定，避免发火伤肝。

❷ 规律作息，避免过劳。保持健康规律的作息时间，避免过于劳累、熬夜，坚持早睡早起。

❸ 多吃护肝食物。平时可以多吃动物内脏、黄瓜、青菜等护肝的食物。

腹泻窜稀

需滋养肠胃

（经常腹泻窜稀，都是肠道惹的祸！）

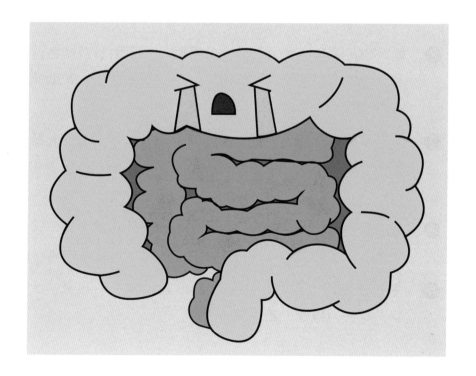

腹泻窜稀
需滋养肠胃

❶ 按摩腹部止泻。以肚脐为中心，按揉数圈。按摩腹部可以活络经脉，驱寒温经，增强胃肠道蠕动，促进消化，滋养脾胃。

❷ 每天扭扭腰。两腿分开站立，顺时针、逆时针转腰各两圈。扭腰可以挤压结肠和大肠，促进肠道蠕动，帮助肠胃消化吸收。

❸ 补充益生菌。酸奶、益生菌胶囊中含有丰富的活性乳酸菌，可以补充肠道中的有益菌，平衡肠道菌群，促消化养肠胃。

❹ 每顿饭间隔4小时。少吃增加肠胃负担的油腻食物，多吃新鲜水果和蔬菜，保持用餐间隔，让肠胃适当休息。

❺ 多吃养肠胃的食物，如小米、山药、莲子、银耳、大豆、薏仁、板栗、花生等。

睡前揉腹是很好的养生

（以肚脐为中心，顺时针方向按摩。）

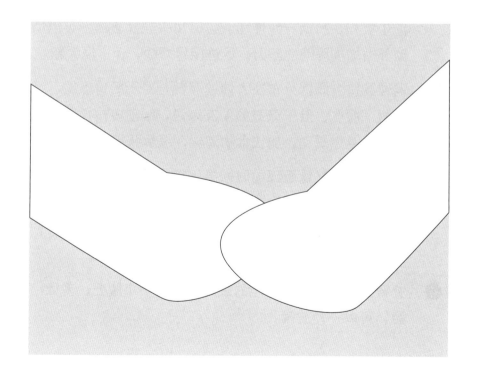

睡前揉腹
是很好的养生

每天睡前坚持揉腹，是低成本的高效养生。

❶ 缓解便秘。肠道动力不足，粪便很容易在弯弯曲曲的肠道中堆积，从而导致便秘。这时用手按揉腹部，可以借助外力增加腹部的压力，促进肠胃蠕动，让排便顺畅。

❷ 调理肠胃。肠胃分布在人体的腹部，对于肠胃虚弱、经常腹泻腹胀、肚子鼓鼓的朋友来说，睡前多按揉腹部可以促进肠道蠕动，加快食物消化，缓解肠胃问题。

❸ 疏肝解郁。按揉腹部的时候要记得按揉腹侧，因为腹部两侧的肝区容易滞留郁结之气，导致失眠多梦、火大易怒、眼干面黄等状况。通过揉动腹侧刺激两肋处穴位，可以促进肝经顺畅，从而达到疏肝解郁的功效。

❹ 补肾益气。有补肾功能的关元穴就位于小腹处，多揉小腹，可以补肾益气。

坚持练习腹式呼吸法

（每天腹式呼吸几分钟。）

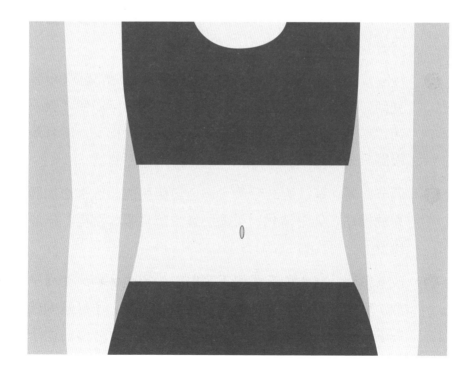

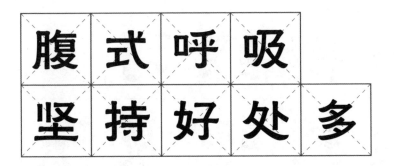

腹式呼吸
坚持好处多

❶ 扩大肺活量，改善心肺功能。相对于普通呼吸，腹式呼吸会使胸廓扩张，可以让更多的肺泡参与到呼吸当中，使中、下部肺泡在呼吸时得到增强，进而扩大肺活量，改善心肺功能。

❷ 缓解紧张、焦虑的情绪。大脑紧张和焦虑时，呼吸也会受到影响而变得短促。此时进行腹式呼吸可以使呼吸顺畅，增加血液中氧气浓度，心跳随之恢复稳定，能有效缓解紧张、焦虑的情绪。

❸ 调节肠胃功能。腹式呼吸可以通过腹肌的起伏来增加肠胃的蠕动，促进消化，帮助肠胃更好地吸收营养、排泄废物。

❹ 改善睡眠。当人的呼吸慢下来时，内心也会随之变得平静。呼吸之间，全身的肌肉都会放松下来，不经意间就睡着了。每晚睡前进行10分钟左右的腹式深呼吸有助于改善睡眠。

如何腹式呼吸

❶ 腹式呼吸的具体方法：呼吸时胸腔不要用力，感受腹部的收缩；向内吸气时腹部鼓起，小肚子外撑；向外呼气时腹部收缩，小肚子内吸，感受将肚子内垃圾气体全部排除干净的状态。以上就是一个完整的腹式呼吸流程，可以如此反复循环。

❷ 腹式呼吸讲究深长而缓慢，用鼻吸气，用口呼气，一次完整的呼吸用时在15秒左右。

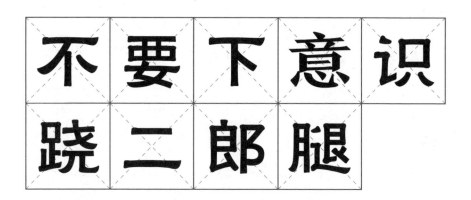

不要下意识跷二郎腿

（朋友们，快放下二郎腿！）

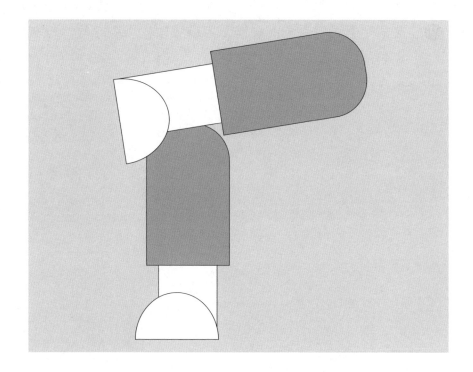

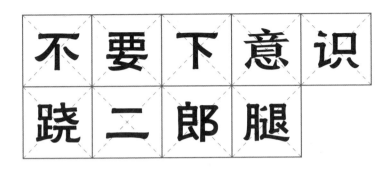

不要下意识跷二郎腿

❶ 容易导致脊柱侧弯。跷二郎腿会使身体重心偏向一侧，致使腰椎承受不均匀的重力。长期采用不正确的坐姿，会导致脊柱在保持身体平衡的过程中发生一定程度的侧弯，甚至还会损伤肌肉和脊椎，导致前倾、驼背、肌肉劳损、腰背疼痛。

❷ 损伤关节。跷二郎腿时会压迫周边关节并增加磨损，造成膝关节、髋关节等部位的的损伤，甚至还会引发关节炎、关节酸软肿胀等问题。

❸ 导致静脉曲张或血栓塞。跷二郎腿会对下肢造成压迫，导致下肢血流不畅，血液循环受阻。尤其是久坐不动时，长时间跷二郎腿很容易导致腿部静脉曲张或血栓塞！

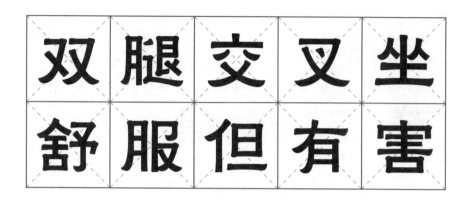

双腿交叉坐舒服但有害

（这个坐姿比跷二郎腿更伤骨盆！）

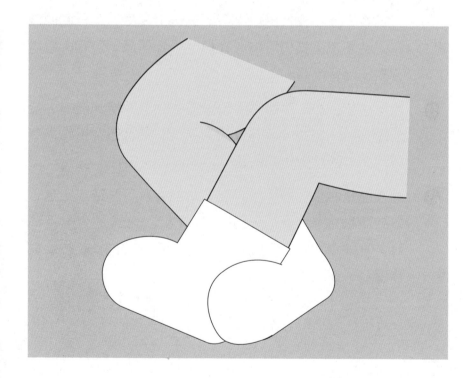

双腿交叉坐易伤骨盆

❶ 我们都知道跷二郎腿是一种非常不好的习惯，却很少有人知道双腿交叉坐其实更加不好！双腿交叉坐会使腿部一直保持弯曲状态，对膝关节十分不利。

❷ 双腿交叉坐简单易行，还能避免腿部发麻，让人感觉非常舒适，很容易就会形成习惯。但这种坐姿由于缺乏腿部力量的支撑，容易导致身体倾斜或后仰，时间久了会造成驼背、肩颈前伸、颈椎变形等生理性弯曲，对腰、胯、骨盆等位置伤害极大。

❸ 交叉腿时臀部肌肉会无意识地收缩，久坐会感觉到腰、臀等部位酸酸的。

❹ 这种坐姿会使身体的重心全部集中在某一侧的骨盆上，对骨盆的伤害比跷二郎腿还大。

正确坐姿指南

❶ 大腿平行于地面，和小腿呈直角，膝盖自然弯曲呈90°角，脚掌踩实于地面且微微受力，座椅高度要保证大腿平行于地面。

❷ 肘部和身体呈90°角，肘部放于桌面上微微支撑，自然下垂不外展，可以帮助腰椎分担一部分压力。

❸ 脊柱中立，受力点落在坐骨上，大腿与躯干呈90°角，将重心落在坐骨的正上方。

每晚睡前靠墙抬抬腿

（尤其是对于久坐党，这个动作有奇效！）

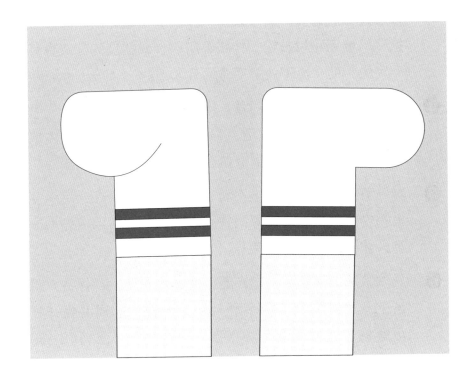

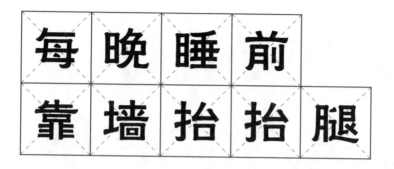

❶ 消除腿部水肿，塑腿型，瘦腿。坚持抬腿靠墙可以很好地达到消除腿部水肿的效果，可以使血液流向心脏，促进全身血液循环，有效缓解久坐腿脚僵硬的问题。坚持抬腿靠墙还可以放松拉伸腿部肌肉，对腿型的塑造也有一定的帮助，能够使腿变得又直又细。

❷ 安神助眠，提高睡眠质量。通过抬腿靠墙这个姿势，可以拉伸腿部肌肉，并适当锻炼腹部，能够帮助身体放松，舒缓腿部疲劳，促进血液循环，提高睡眠质量。

❸ 对关节健康有利。久坐不动、肥胖往往都会在一定程度上损伤关节健康，简单的抬腿靠墙动作，可以很好地锻炼人体髋关节和腿部关节。

❹ 具体做法：平躺后抬起双腿，使其靠在墙上，保持大腿与上身呈90°角，感受腿部肌肉的拉伸。同时保证呼吸顺畅，适当缓慢地深呼吸，不要憋气，坚持15~30分钟。

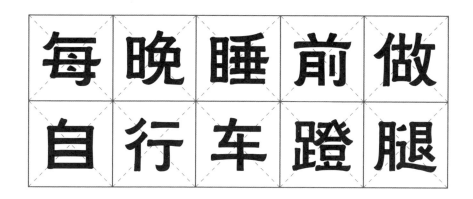

每晚睡前做
自行车蹬腿

（睡前记得适当拉伸活动一下。）

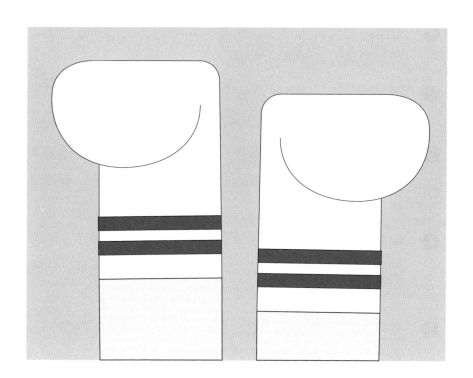

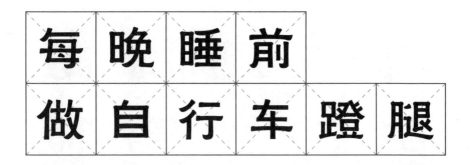

每晚睡前
做自行车蹬腿

自行车蹬腿是一种很适合久坐人群的养生动作，可以促进血液循环，睡前坚持做，好处多多。

1 瘦腿。睡觉前做空中踩单车的动作，并适度按摩小腿，可以瘦腿、减少腿部水肿。

2 改善X型腿、O型腿。空中拉伸蹬腿，可以改善腿部线条及腿部肌肉外翻，使双腿线条逐渐变得更加纤细笔直。

3 促进睡眠。足部共有六条经络汇聚，足底又有着众多穴位，蹬腿能够促进气血运行，让腿脚温热起来，有助于更加安稳地入睡。

4 缓解腿部僵硬。久坐不动容易导致腿脚僵硬寒冷，睡前蹬蹬腿能够使膝关节的肌肉和韧带得到拉伸舒展，有助于放松腿脚，缓解久坐所带来的疲劳感。

5 健脾胃，缓解便秘。抬脚蹬腿这个动作能够带动腹部运动，促进肠胃蠕动，有助于食物的消化和吸收，促进日常排便。

❻ 具体做法：床上平躺放松，抬起双脚，在空中像蹬自行车一样蹬腿并努力保持平衡，感受腿部和腹部的拉伸。注意保持呼吸平稳。睡前蹬100次左右，蹬完记得按摩下腿部肌肉放松放松哦。

❼ 【注意事项】

●用腹部发力，肩颈放松不要用力。

●尽量不要在过软的床上进行，对腰部的健康不利。

●做完后要记得好好按摩一下腿部肌肉。

●要每天坚持蹬，如果累的话可以适当减少次数，但切记不能做一天停一天，这样是没有效果的！

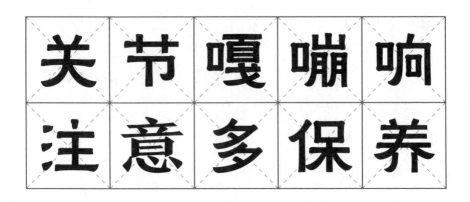

关节嘎嘣响
注意多保养

（保护好关节，不当"脆皮鸡"！）

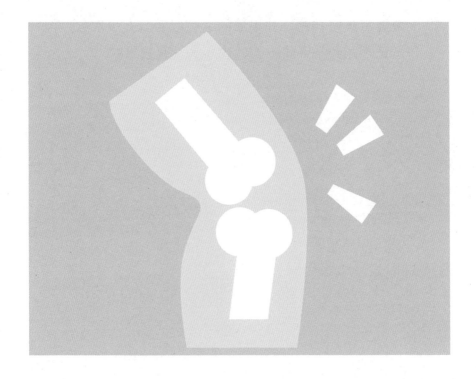

伤害关节的八大行为

❶ 膝盖内扣。大家可以细心观察一下，你在系鞋带、深蹲、跑步的时候是否会不自觉地内扣膝关节，这些动作不仅会伤害膝盖，还会加重X型腿，进而导致半月板内侧受损。

❷ 跷二郎腿、盘腿坐。长时间跷二郎腿、盘腿坐会导致腿内侧的受力点向一侧偏斜，长期如此会导致O型腿，磨损膝关节，对腰椎也会产生严重影响。

❸ 爬楼梯。上楼梯时，膝关节会承受自身将近5倍的重量；而下楼梯时，则会承受自身将近7倍的重量。所以爬楼梯会对关节产生很大的压力，会磨损关节，伤害软骨。

❹ 空调直吹到关节。生活中要避免电扇或者空调直吹到膝盖，必要的时候可以佩戴护膝，一方面可以保暖，避免关节受到冷风的侵蚀；另一方面也可以有效地保护膝盖不受损伤。

❺ 经常使用鼠标。经常保持点击鼠标的固定动作，会使手部关节一直处于工作状态，从而产生一定程度的损伤，这也是很多电竞从业人员的常见伤病。

❻ 久坐比走路更伤膝。美国医学权威期刊《骨科与运动物理治疗杂志》中提到，经常慢跑的人群关节炎的患病率仅为3.5%，而选择静息的生活方式，经常久坐不动的人群关节炎的患病率高达10.2%，其中在空调房内久待的人群患病率更甚。

❼ 深蹲。类似于深蹲这种形式的锻炼，对人体关节的损伤极大，尤其是快速的深蹲，膝关节处于快速过伸、过屈的情况下更容易受到损伤。

❽ 蹲坑时间长。蹲坑时间太长不仅容易长痔疮，还十分伤关节。蹲坑的姿势，其实就是进阶版的深蹲。当蹲姿的膝关节角度小于90°时，膝盖内侧关节的挤压程度会随之增大，容易造成髌骨内侧面的磨损。因此，蹲坑还是速战速决比较好，尽量把时间控制在3分钟内。

关节保护指南

1. 调整运动方式。建议避免频繁上下楼梯、爬山、深蹲及站桩等对膝关节来说负荷较重的活动或运动。此外，跷二郎腿、久坐不动等容易伤害关节的不良行为习惯也要注意改正。

2. 注意保暖。关节不能长时间直吹冷风，在空调房里久坐会使寒气入体，导致关节酸胀、肿痛，尤其是在下雨天，膝盖会像生锈了一样疼痛。如果无法避免在空调房久待，可以选择佩戴护膝、穿长衣长裤等保暖措施，防止关节受到冷风侵袭。

3. 多晒太阳，促进钙吸收。晒太阳能够促进维生素D_3的合成，使血液中的钙加快沉积到骨骼上，对钙的吸收有很好的促进作用。因此，建议老人、小孩平日里多晒太阳，预防骨质疏松，健固骨骼。

4. 适度按摩。平日里坚持对身体的各个关节进行适度的按摩，促进血液循环。

睡前泡脚 坚持有奇效

（睡前泡泡脚，暖暖的很舒服。）

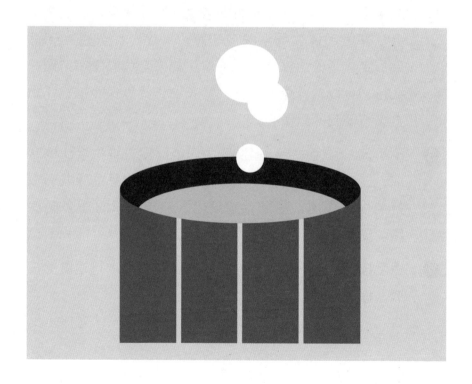

睡前泡脚
坚持有奇效

① 促进血液循环。脚部穴位众多，每天泡脚能够加快血液的流动速度，促进血液循环，同时对血压也有一定的调节作用。

② 改善失眠，缓解压力。对于睡眠浅、失眠的人来说，每天坚持泡泡脚可以调节交感神经和副交感神经的兴奋程度，舒缓焦虑情绪和精神压力，有效缓解失眠等症状。

③ 排湿气。泡脚可以加快人体血液循环，促进全身的经络顺畅运行，从而加速将湿气排出体外。

④ 滋养皮肤。每次泡脚泡到身体微微出汗、脸色微红为止。长期坚持，我们的皮肤会变得越来越水嫩。

好好穿袜子

（养生的第一步，从好好穿袜子开始。）

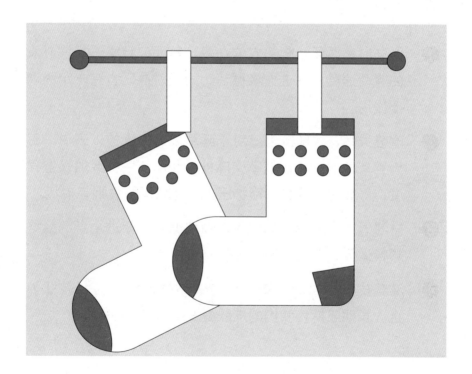

穿好袜子

① 俗话说："百病从寒起，寒从脚底生。"脚部保暖和我们的身体健康密切相关。而"人老腿先老"，衰老也是从腿脚开始的。因此，脚部的保养和保暖十分重要。

② 脚部保暖是第一位的。寒冷的秋冬，建议穿厚棉袜和厚棉鞋，如果还觉得冷，可以加上保暖足贴。脚暖了，整个身体也就暖和了。

③ 夏季炎热时，很多人为了凉快光脚穿凉鞋，但是在空调房内一整天不穿袜子，很容易使脚部受寒。久而久之，寒气在体内不断地积聚，体寒、痛经等问题也就随之而来了。

④ 不管春夏秋冬，建议每天都穿上厚度适宜的袜子，保证脚部一直处于温暖状态。

不要光脚穿鞋

① 脚部是很容易出汗的，当我们穿板鞋、运动鞋等材质稍厚的鞋子时，不穿袜子就等同于将脚部的皮肤直接闷在汗液里，而潮湿封闭的环境最容易滋生真菌，感染脚部，从而导致脚气、脱皮、瘙痒等问题。

② 脚与鞋经常摩擦会导致皮肤角化。脚后跟及其侧面这些经常与鞋发生摩擦的部位，角质层都会变得很厚，甚至还会出现变白、脱皮、掉渣等问题。

③ 大家一定要养成先穿袜子再穿鞋的习惯，保持脚部干燥洁净，这样可以更好地保护我们脚部的皮肤。

每个月定期修剪脚指甲

（别让污垢在趾甲缝内堆积。）

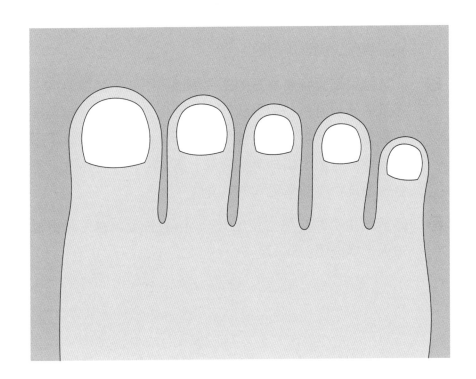

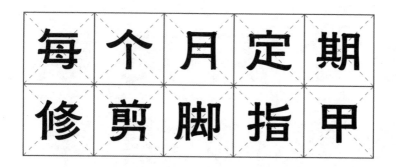

每个月定期修剪脚指甲

❶ 脚指甲处的卫生真的很容易被忽视！如果不定期修剪脚指甲，就算经常洗脚也很难完全清除脚指甲内的脏东西，时间长了很容易导致细菌或真菌感染，引发甲沟炎、脚气、脚臭等问题。

❷ 不剪趾甲是脚容易发臭的主要原因。不注重脚部清洁，不及时修剪趾甲，会导致污垢在趾甲缝内堆积。脚臭其实就是因为污垢、汗液等堆积在脚指甲里，时间长了会慢慢发酵，散发出酸臭的异味。再加上鞋子不透气、不经常清洗，脚部就更容易有异味了。

❸ 修剪脚指甲时应适当留出1~2mm的长度，避免趾甲过短而形成嵌甲。

多晒晒脚底

（暖流从脚底涌遍全身，真的很舒服。）

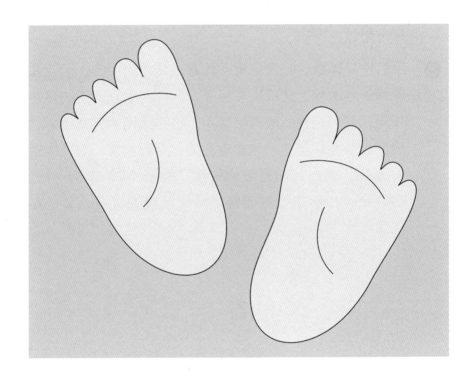

多晒晒脚底

① 脚底有六条连接着肝、脾、胃、肾等内脏的经络，具备调节五脏六腑的功能。毫不夸张地说，脚底是人体的全息反射区。

② 平日里身体缺钙、湿气重、体寒、痛经的朋友，可以在天气好的时候，让脚底多接受太阳的照射。太阳的温热作用比任何药物、暖气都管用！经过太阳的温热照射，脚部血液循环加速，气血也会随之活跃起来，对身体颇有好处。因此，阳光好的时候，去晒个20~30分钟的脚底吧，你会感觉有股暖流从脚底涌遍全身，真的很舒服！

这些部位

忌空调直吹

（夏天开空调，这些部位别直吹！）

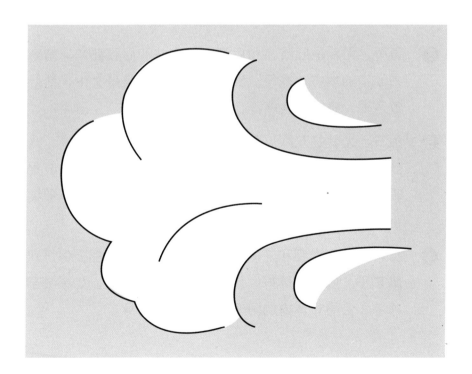

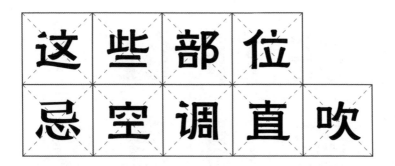

这些部位忌空调直吹

1. 颈部，尤其是脖颈儿。吹空调一定要避免脖子受凉。脖子上有很多重要穴位，脖颈儿受凉会加重肩颈问题，引发颈椎病，还会导致背部僵硬、寒冷。

2. 腰腹，尤其是肚脐儿和后腰。肚脐儿和后腰都是非常容易受凉的地方，寒气、邪气易入侵。尤其是女生，易导致宫寒、痛经、腹痛等。

3. 关节，尤其是双膝。关节长期受寒容易导致关节炎，一到雨天、下雪天、阴天就会酸软胀痛。要注意关节保暖，准备护膝，特别是膝盖不时有酸胀感的人，不要让空调直吹膝盖。

4. 脚，尤其是脚踝和三阴交。无论春夏秋冬，都要保证双脚热乎。脚暖身体好，脚是人体的第二心脏，如果脚部冰凉，会导致体内的阳气受损，非常伤身。

常感乏累
应补充气血

（刚睡醒就觉得累，可能不是懒，是气血不足。）

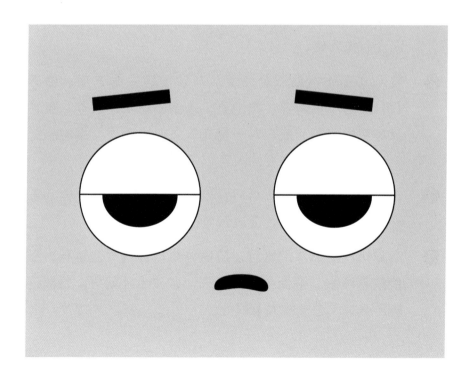

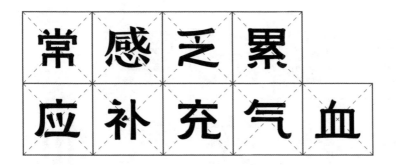

常感乏累
应补充气血

1 每日揉腹。揉腹能很好地补充气血。腹部有多条经络交汇，睡前揉揉腹，可以促进全身的经络运行，让气血源源不断地灌输并补充到身体各部位。坚持每日揉腹，一定会有惊喜哦。

2 喝八珍汤（气血双补汤）。八珍汤是中医方剂，由当归、川芎、白芍药、熟地黄、人参、白术、茯苓、炙甘草等药材煮制而成，对于补充气血效果很好，平时感觉气虚乏力、手脚冰冷的人可以多喝。

3 还阳卧。还阳卧是一种特殊的休息姿势，可以养心安神，调理气血不足，促进气血循环。

4 泡脚排汗。热水泡脚可以疏通经络，促进气血运行，还能改善睡眠。泡到身体热起来，微微出汗就好。每周泡脚2~3次，对身体大有好处。

❺ 锻炼身体。气血不足可以练练太极拳、八段锦，还可以坚持慢跑，这些运动都可以促进气血运行，改善气血不足。

❻ 饮食补气血。日常多吃糯米、山药、大枣、阿胶、蜂蜜、桑葚、莲藕、黑芝麻、牛肉、羊肉、鸡肉、瘦猪肉、枸杞、乌鸡、龙眼肉、猪血、菠菜、猪肝等补气生血的食物。

❼ 闭眼站立。闭眼站立是一种简单方便的中医养生方法。静心闭眼，保持平衡的站立姿势，直到微微出汗，可以促进气血流通。

❽ 早睡。睡眠是第一大补，对我们的身体非常重要。睡眠充足，可以养心安神。保持作息规律，保证深度睡眠，对于补充气血非常有效。

五音养生法

（肝脏、脾胃不好，多听歌。）

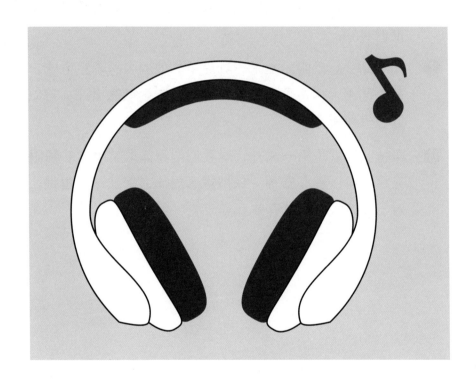

五音养生法

❶ 五音入五脏，从中医角度来讲，音乐是能疗愈身体的，音乐就是最早的"药"。

❷ 中医的五音疗法其实已经有很长一段历史，像古代的皇家贵族都会有听乐声的习惯，养心从而养生。古语说"百病生于气而止于音"，充分说明了音乐对于健康的重要性。

❸ 五音疗疾理论来源于《黄帝内经》，以古时中医的阴阳五行理论和五音相对应，角、徵、宫、商、羽五种音调的乐声对应人体的五脏：肝、心、脾、肺、肾。

❹ 如今各大音乐平台都能搜索到养生歌单（可按舒心、养肝、健脾胃、润肺、养肾等搜到对应的音乐资源），大家可根据身体需求去听对应的曲目。

每晚睡前
先放松身体

（别让白天的压力和紧张留存在脸上。）

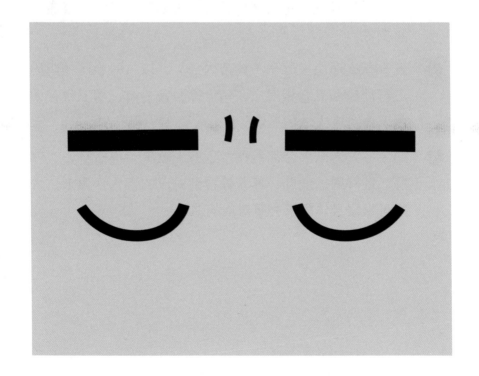

每晚睡前
先放松身体

　　不知大家有没有留意过，闭眼睡觉的那一刻我们的脸是揪在一起的，这是白天的压力和紧张在脸上的留存。不放松面部就直接睡觉，容易造成面部出现疲态。同时，忙碌了一天，我们的身体也是紧绷的。睡前要有意识地让表情和身体放松下来。以下睡前五步放松法，不仅能让面容变得柔和舒展，还能让身体进入一种放松平和的状态，有助于我们轻松入睡。

❶ 不皱眉。习惯皱眉可能会形成眉间纹，而且会让身体处于紧绷的压力状态，记得睡前舒展眉心。

❷ 牙齿、舌根放松。生活、工作压力过大会让人精神紧张，睡觉时牙齿会下意识地咬得很紧。睡前可让牙齿调整到自然松开的状态，同时放松面部肌肉。

❸ 脖子不梗着，软下来。很多人睡前脖子是紧绷的，这样会影响睡眠质量。睡前可揉捏肩颈，让脖子放松下来，你会感觉轻松很多。

❹ 放松表情。睡前保持平和的情绪，不管多大的事都先放下，不要愁眉苦脸的。给自己一个正向的情绪暗示，有助于舒缓脸部的紧张感，整张脸会由原来的僵硬严肃变得柔和舒展。

❺ 转转脚腕儿。活动一下双脚，让腿脚保持温暖，气血顺畅。久坐的人下肢处于紧绷状态，气血下不去，腿脚容易凉。试试睡前转转脚腕儿，转着转着就舒舒服服睡着啦。

2

年轻人，
该养饮食了

按时吃三餐

（人是铁，饭是钢，一顿不吃饿得慌！）

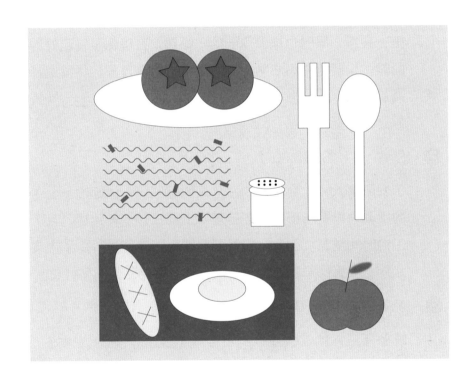

按时吃三餐

❶ 早餐：6:30~8:00

早餐所摄入的饮食量大约占全天的30%。早餐是一天中的第一顿饭，同时也是最重要的一顿饭。在确保早餐吃好的同时，也要避免高油脂、高热量食物摄入过多，尽量选择高蛋白质、碳水化合物类的食物，为上午的活动开展提供充足的能量。

❷ 午餐：11:30~13:00

午餐所摄入的饮食量大约占全天的40%。人体经过一上午的活动，早餐所摄入的能量基本上都已被消耗殆尽，且下午的时间更长。因此，午餐要尽量地补充能量。除了主食之外，要重视荤素的合理搭配，保证食物品类的多样化。

❸ 晚餐：18:00~20:00

晚餐所摄入的饮食量大约占全天的30%。俗话说得好："晚餐吃得像乞丐。"晚餐应该是一天中吃得最"差"的一顿饭。这是因为晚上的活动量会大幅度减少，能量的消耗也会随之降低，所以，晚餐可以选择吃一些低热量、低脂肪、富含膳食纤维的食物，如水果、粗粮、蔬菜等，为夜间肠胃的消化减轻负担。

坚持吃早餐

（朋友们，一定要重视早餐啊！）

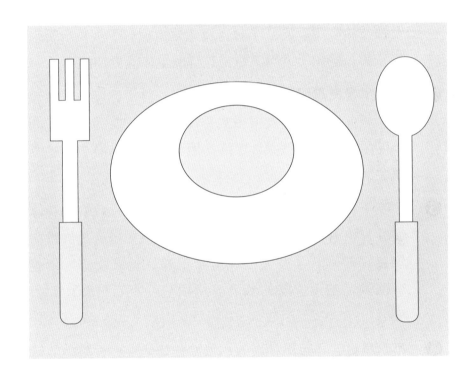

坚持吃早餐

❶ 吃早餐有助于恢复肠胃功能。经过一整晚的睡眠，我们的身体一直处于休息状态，次日起床后肠胃等器官均需要被重新唤醒。吃了早餐，肠胃里就拥有了食物所带来的营养，避免了空腹工作，这样肠道才能更加健康。

❷ 不吃早餐易患胆结石。不吃早餐是一种不健康的生活习惯，长此以往会引发很多的身体问题，如胆结石。长期不吃早餐容易导致胆汁瘀滞在胆囊内，胆结石患病的概率会大大增加。

❸ 不吃早餐老得快。如果早上没有营养摄入，我们的身体便会开始消耗体内储存的糖原、蛋白质为自身提供所需能量，时间长了就会出现皮肤干燥、长皱纹、气色差等问题，加速皮肤的衰老。所以说，不吃早餐真的会变丑。

❹ 不吃早餐会导致精神涣散、情绪低落。经过一整晚的消化，我们的血糖指数较低，身体能量告急，这时如果不及时吃早餐补充能量，反而直接开始工作，身体就极易出现疲倦乏力、精神涣散、注意力无法集中、记忆力变差、反应能力减弱等情况，严重影响工作效率。

饭吃八分饱

（饭不要吃太撑，八分饱就够啦！）

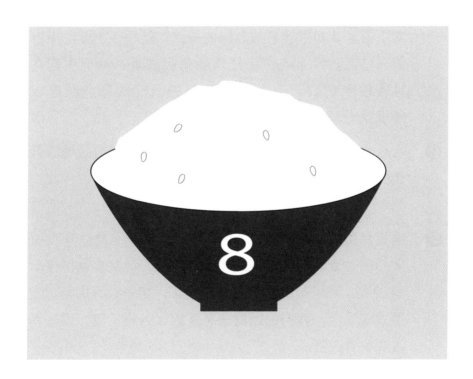

饭吃八分饱

❶ 要想拥有健康的身体，就必须保持科学、规律的饮食方式，吃好一日三餐比补充多少营养品都要有效。日常饮食中很重要却很容易被忽略的一点，就是饭不要吃得过快、过饱。经常吃撑会让胃肠负担变重，从而引起各种慢性疾病，严重的甚至需要去医院做胃肠减压以降低消化道压力。

❷ 吃八分饱更有利于身体的健康，同时也能够有效地降低肥胖、高血糖、高血脂等慢性疾病的发生概率。因此，吃饭吃八分饱即可，避免过饱伤身。

❸ 建议将每顿饭的时间控制在20~30分钟，避免仓促进食。同时要确保小口摄入、多次咀嚼，每口食物慢慢咀嚼20次，可以帮助食物更好地消化。切忌狼吞虎咽，吃得太快太急，我们的肠胃来不及给出饱胀反应，很容易导致饮食过量。

多吃些粗粮

（多吃粗粮对身体好。）

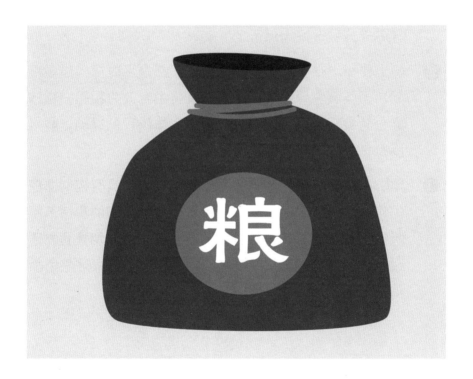

多吃些粗粮

❶ 营养价值高。粗粮的营养价值要比白米、白面等粮食高得多，这是由于粗粮没有经过精细化的加工，其原有的营养成分被很好地保留了下来。

❷ 防止便秘。很多人有便秘的困扰，都是平时摄入过多精制白面类食物导致的。不妨试试将主食改为粗粮，粗粮富含膳食纤维，可以很好地促进人体肠胃的蠕动，减轻肠胃负担，增强便意，防止便秘的发生。

❸ 预防高血糖。粗粮属于优质碳水类食物，具有控制血糖的作用。研究表明，常吃粗粮可以使糖尿病的患病风险降低50%。这是因为粗粮中的膳食纤维可以加快食物通过肠道，减少吸收，有效减轻肠胃负担，同时避免血糖在短时间内飙升。

多吃豆制品

（吃豆制品有益健康。）

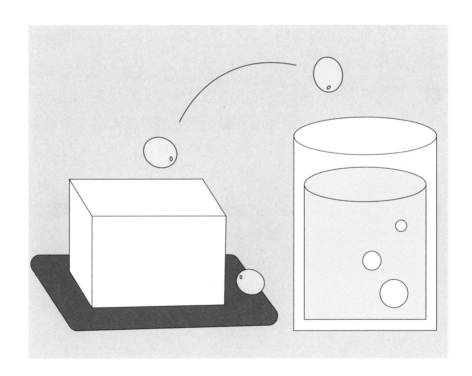

多吃豆制品

① 补钙健骨。豆浆、豆腐、豆腐脑等平日里常见且价格便宜的豆制品中，含有丰富的钙元素，能够很好地帮助身体补钙，坚固骨骼。常吃豆制品，可以有效预防骨质疏松。

② 降低胆固醇。豆制品属于高蛋白食物，经常吃豆制品可以降低人体内的胆固醇含量。平时经常摄入高油脂、高热量食物的人，可以适当多吃些豆制品，不仅能减脂，还能降低胆固醇。

③ 延缓更年期。豆制品被称为"女性的好朋友"。大豆中含有大豆异黄酮，具有双向调节人体雌激素的作用。所以，多吃豆制品也可以在一定程度上缓解更年期症状。

吃饭加点醋

（吃醋对皮肤好。）

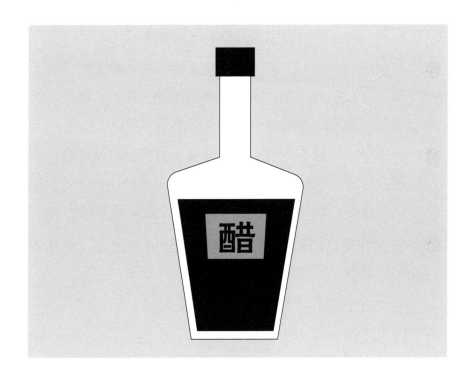

吃饭加点醋

❶ 抑菌灭菌。醋中含有丰富的醋酸，可以有效抑制、消灭人体胃肠道中的细菌，预防腹泻、腹痛、便秘等胃肠道问题，降低胃肠道细菌感染发生的概率。

❷ 预防肥胖。醋中含有丰富的氨基酸，可以促进人体体内糖、蛋白质的代谢，消耗过多的脂肪。同时，醋还能够促进人体胃肠道蠕动，加速食物的消化与吸收。

❸ 养颜护肤。醋中含有丰富的酵素，可以抑制氧化物自由基的形成，延缓皮肤衰老。醋中的有机酸还能够柔和地刺激皮肤，促进皮肤代谢，让皮肤更加光滑水嫩。

❹ 健脾开胃。醋酸可以促进体内消化液的分泌，增强食欲，非常适合消化不良、缺乏食欲的朋友。

吃点西红柿

（切记不要空腹吃哦！）

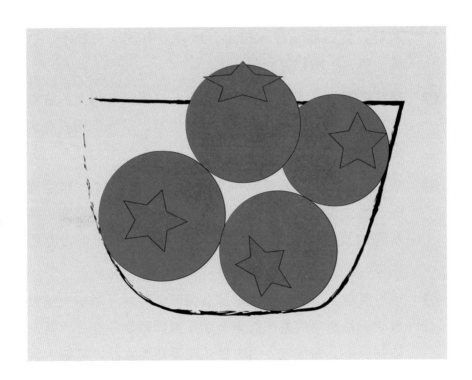

吃点西红柿

❶ 增强肠蠕动。西红柿中含有丰富的柠檬酸，晚上适量吃点西红柿能够增强肠道蠕动，加快食物消化，调节肠道菌群，促进肠道夜间排毒，还可以有效改善口干、口臭、口苦、便秘等问题。

❷ 护肤抗氧化。西红柿中特有的番茄红素具有强大的抗氧化功能，可以清除体内多余的自由基，从而延缓皮肤衰老，使皮肤更加水嫩。

❸ 补充营养物质。西红柿中含有大量的维生素A、维生素B_1、维生素C、钙、铁、锌等微量元素，能够补充人体所需的营养物质。体内缺乏维生素的朋友可以多吃西红柿。

❹ 预防癌症。美国哈佛大学公共保健学院的一项研究结果表明，番茄中的番茄红素有助于人体预防癌症，尤其是前列腺癌。每周吃2~3次番茄或番茄类食品，能够大大降低前列腺癌的患病风险。

❺ 抗辐射。如今我们使用电脑、手机等数码产品的频率越来越高，长时间处于辐射的环境中，会危害身体健康，多吃西红柿能在一定程度上帮助人体减少辐射损伤。

坚持吃苹果

（一天一苹果，医生远离我。）

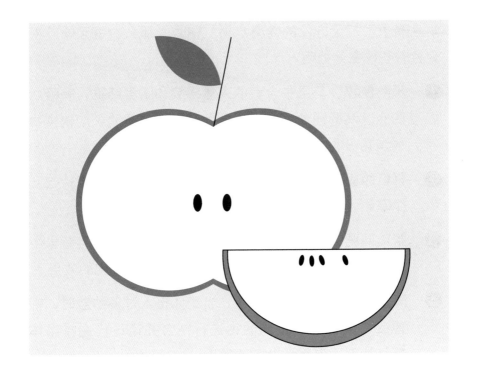

坚持吃苹果

俗话说："一天一苹果，医生远离我。"苹果是我们日常生活中随处可见的一种水果，别看它不起眼，它可是被科学家赐予了"全方位的健康水果"称号。那么，每天吃苹果究竟有些什么好处呢？

❶ 预防便秘。苹果中含有的大量果胶和膳食纤维，有吸水膨胀、润肠通便的特性，能促进肠道的蠕动，加快食物的消化吸收，预防便秘，排毒养颜。

❷ 降低胆固醇。苹果属于高钾低钠类水果，每天坚持吃一个苹果，能够降低血液中的胆固醇含量。

❸ 帮助减肥。苹果可以有效增加我们的饱腹感，且苹果中含有的苹果酸，可以帮助我们消化，达到减肥的效果。

❹ 降血压。苹果富含钾元素，当身体摄入过多钠盐时，钾便会与我们体内过剩的钠进行结合并通过代谢排出体外，从而达到降低血压的效果。

别吃烂水果

（经常吃腐烂的水果可能会致癌。）

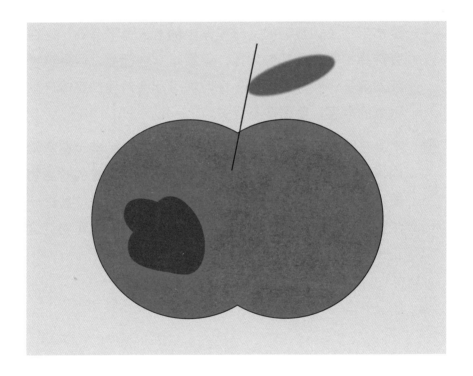

别吃烂水果

❶ 专家测定，在距离水果腐烂位置1cm左右的未腐烂果肉中，依然可以检测出大量的霉菌、细菌等有害物质。家里水果烂了，我们的父母或家中的老人为了节约，往往会选择把霉变的部位切掉，继续吃其他部分，以为这样就安全了。实际上，这种坏习惯可能会对我们身体产生很大的危害，可谓得不偿失。

❷ 水果在腐烂的同时，各种微生物、真菌、细菌也在水果内部不断生长繁殖，并在这一过程中产生大量的有毒物质。这些有毒物质会借助水果汁液向未腐烂的位置进一步扩散，导致未腐烂部分同样含有微生物的代谢物，这正是经常吃腐烂的水果可能会致癌的原因。

少吃外卖

（经常吃外卖真的有损身体健康。）

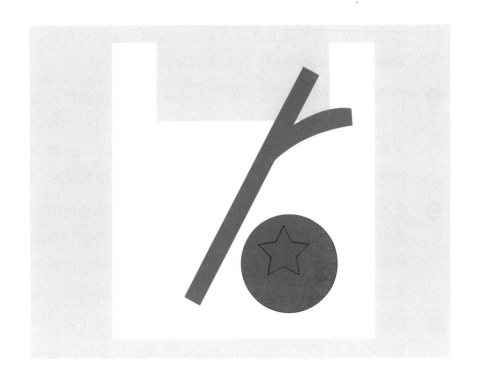

少 吃 外 卖

1 高油高盐。很多外卖商家为了追求口感或掩盖不新鲜的食材，会在烹饪时放入大量的油，以及盐、味精、酱油等调味品。长期高油高盐饮食会增加胃肠道消化负担，诱发肝脏、心脏损伤，大家不要掉以轻心。

2 高碳水。外卖大多是以能使人快速获得饱腹感的米饭类、面条类、饼类为主，配菜也往往偏重口，一不留神主食就吃多了。人在短时间内摄入大量的碳水，血糖会快速升高，这就是很多人吃完饭后总感觉头晕的原因。

3 营养结构单一。大多数外卖的荤素搭配都是不合理的，营养价值低，品类过于单一。如果长时间吃外卖，身体所需要的营养物质将无法得到充分满足，长期缺乏营养或营养不均衡，会使身体逐渐产生各种亚健康问题。

4 容易导致肥胖。可口诱人的外卖容易使人食欲大开，让我们在不知不觉间摄入大量的劣质碳水化合物。朋友们，经常吃外卖真的比吃自己做的饭更容易导致肥胖。

养胃小知识

（胃寒、胃痛的朋友们记下来！）

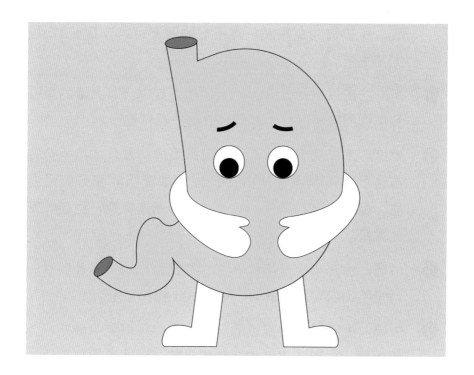

养胃的食物

① 花生。花生是一种对肠胃特别好的食物，尤其是生花生。花生中含有丰富的油脂，能够帮助人体消耗部分胃酸，保护胃肠道黏膜。胃不好的朋友可以在饭前嚼5粒生花生米。

② 南瓜。南瓜属于健脾养胃类食物，其中含有大量的果胶和丰富的膳食纤维，能够有效保护肠胃健康。

③ 木瓜。木瓜拥有健脾胃、缓解胃痛的功效。木瓜中含有丰富的木瓜酵素，能够促使人体加速吸收和分解蛋白质，促进食物的消化，有效减轻胃肠道负担，达到养胃的效果。

④ 山药。山药不仅是一种养胃食物，也是一种滋补药材。适量吃山药可以健脾胃、益肾气、保护胃壁。

⑤ 生姜。生姜是一种温性的药用食物，可以温中散寒、开胃消食。生姜不仅能快速缓解反胃、呕吐等胃部不适的症状，还能有效缓解女性因受寒而导致的宫寒、痛经等问题。

6 香蕉。香蕉中含有水溶性植物纤维，且口感绵软，非常容易消化。适量吃香蕉能够有效缓解便秘，减轻肠胃负担。另外，香蕉中丰富的果胶还可以有效缓解胃痛，保护我们的胃黏膜。

7 玉米。玉米中含有大量的膳食纤维、钾、磷、碳水化合物等，能有效促进肠胃蠕动，同时还能保护胃肠黏膜，有健脾养胃的功效。

日常如何养胃

❶ 早餐要温热。早餐应该选择牛奶，或是粥、燕麦、豆浆、米糊等温热的五谷类食物，要避免吃得过于油腻。记住，早餐一定要吃！不吃早餐不仅伤胃，还会使整个人的状态变差。

❷ 细嚼慢咽更养胃。每口食物都要细嚼慢咽，确保食物呈糊状后再进行吞咽。这是因为食物以液体、糊状等细小颗粒的状态进入胃部，可以更快、更好地被消化和吸收，大大减轻肠胃负担。

❸ 常按摩腹部。早上睡醒后、晚上睡觉前都可以尝试下孙思邈的仙人揉腹法，能够促进肠胃蠕动，帮助人体清除大肠内大量的垃圾废物和毒素，有效地缓解便秘，还能帮助我们减掉小腹赘肉。

❹ 揉腹方法：双手交错，放于腹部之上。以肚脐为中心用掌心缓慢画圆，顺时针三十下，逆时针三十下。刚开始练习揉腹动作的朋友，手法一定要轻一些，等动作熟悉了以后再适当加大力度。

黑色食物对肾脏有益

（黑色入肾，快快补起来！）

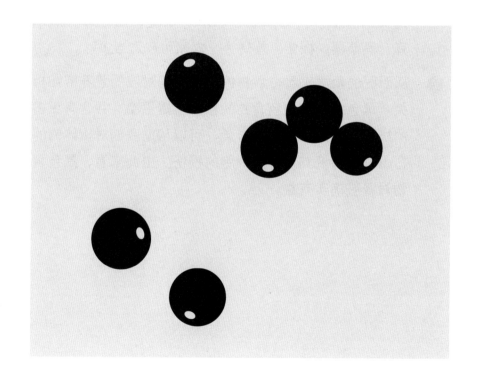

黑色食物对肾脏有益

1 中医有一种说法叫"五色入五脏"，分别为红色入心、青色入肝、黄色入脾、白色入肺、黑色入肾。补肾的黑色食物有很多，如黑豆、黑米、黑枣、黑芝麻、黑木耳、黑桑葚、板栗、首乌等，大家可以适当多吃。

2 从西医的角度来看，食物的颜色与其对应的营养密切相关。黑色食物比浅色食物的色素含量更高，并含有更多的抗氧化剂成分，如花青素，可以帮助我们对抗体内的自由基，降低其对肾脏细胞的损伤。由此来看，黑色食物对肾脏确实有益。

酸味食物可缓解焦虑

（心神不宁、经常出汗，可以吃点酸的东西。）

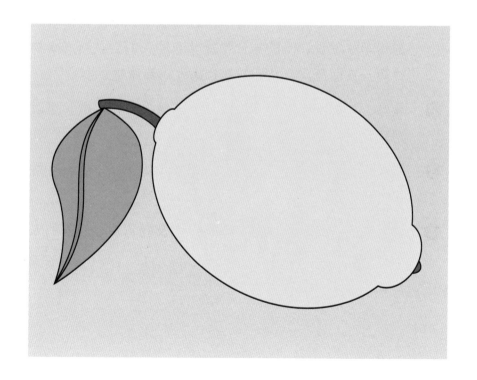

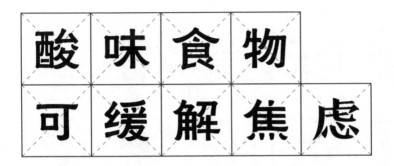

酸味食物可缓解焦虑

❶ 医学典籍《黄帝内经》中有这样的记载："酸入肝，辛入肺，苦入心，咸入肾，甘入脾。"焦虑伤肝，多吃酸性食物可以滋肝阴，养肝血，进而缓解焦虑。此外，英国科学家发现，吃酸味食物能够激励人们尝试新鲜事物并勇于直面危险，从而帮助焦虑症患者康复。

❷ 焦虑、心神不定、魂不附体、虚汗频发时吃点酸，可以帮助我们收敛心神。

❸ 能缓解焦虑的酸味食物有很多，如山楂、柠檬、百香果、猕猴桃、乌梅、话梅、酸奶、醋等。

❹ 温馨提示：胃炎、胃溃疡患者，以及肠胃功能较差的人群，酸味食物不要多吃。

促进消化的通便食物

（排便是人体最重要的排毒方式之一。）

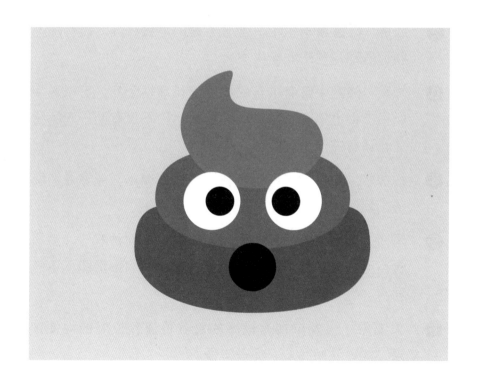

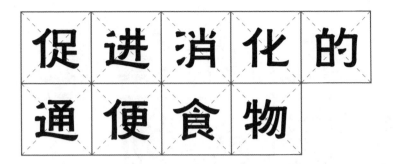

促进消化的通便食物

❶ 芹菜：芹菜中含有大量的纤维素，可以加强肠道蠕动，加快食物的运输、消化，促进人体排便。

❷ 红薯：红薯属于粗粮，含有丰富的膳食纤维，能够加速肠道蠕动，利于顺畅排便。

❸ 蜂蜜：蜂蜜中含有丰富的维生素和活性营养，可以滋润肠道、促进消化。早晨一杯蜂蜜水，不仅有助于润肠排便，还有益于美容养颜。

❹ 柠檬水：早晨起床后喝一杯温热的柠檬水，能够滋润肠道，促进排便。

❺ 西梅：西梅与西梅汁是便秘人群的"排便神器"，适当食用西梅或饮用西梅汁可以加速排便，润燥滑肠，下气利水。

❻ 火龙果：火龙果拥有较高的营养价值和良好的促便效果，能够滋润肠道，促进排便。

❼ 熟透的香蕉：熟透的香蕉中含有可溶性的膳食纤维——果胶，可以缓解便秘，润肠通便。

❽ 坚果类食物：核桃、花生、榛子、开心果、葵花子等坚果中含有丰富的油脂，能够很好地帮助人体润肠通便。

❾ 酸奶：酸奶中富含大量的乳酸菌，能够增加肠道有益菌，改善肠道微生态，软化大便，促进大便排出。

❿ 燕麦：燕麦片中含有丰富的膳食纤维和维生素，具有低热量、低脂肪、强饱腹感的特点，非常适合便秘人群食用。

正餐之外的"小补给"

（适合办公室、学校的饱腹小零食。）

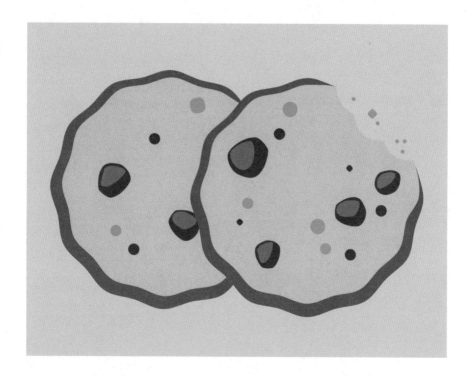

健康小零食

1. 黑芝麻丸：黑芝麻丸中含有丰富的矿物质、维生素、微量元素，有利于乌发、润发、防脱发。

2. 坚果类食物：坚果是健康零食的首选，如开心果、核桃、杏仁、腰果、榛子、松子等。

3. 肉脯类食物：肉脯中富含大量的蛋白质、铁、锌等物质，如牛肉脯等。

4. 无糖果干类食物：如芒果干、葡萄干、地瓜干等。

5. 海苔：海苔中含有多种维生素和矿物质，含碘量极高，能够在一定程度上预防高血压和冠心病。

6. 酸奶：酸奶中含有丰富的优质蛋白质和钙质，其中所含的益生菌对肠道健康也很有益处。

7. 黑巧克力：每天吃一块黑巧克力对心脏好，能够改善心血管健康状况，还能降血压，改善情绪。

8. 阿胶枣：每天吃三颗阿胶枣，能够补充气血，美容养颜，让我们的脸色变得越来越红润。

饱腹下午茶

❶ 藕粉：藕粉中含有大量的纤维素，能够帮助肠胃蠕动，促进消化。藕粉热量不高，但饱腹感强，是非常健康的下午茶。

❷ 芝麻糊：芝麻糊具有乌发、润发、养血的功效。想要拥有乌黑亮丽的秀发，可以多喝点芝麻糊。芝麻糊冲泡方便，有营养，容易有饱腹感，而且很健康，吃起来不用担心长胖。

❸ 山药糕、茯苓膏：山药糕、茯苓膏都是养生糕点，食用时尽量选择无糖或者低糖的，不会增加身体负担，边吃边养出好脾胃。

❹ 燕麦片：燕麦片中含有丰富的膳食纤维、维生素B_1、维生素B_2、维生素E、叶酸等，可以有效降低胆固醇，改善血液循环。燕麦片属低热食品，饱腹感强，有减肥功效。可以选择搭配牛奶、豆奶等一同食用。

❺ 全麦面包：全麦面包中含有丰富的粗纤维，能够促进肠胃蠕动，预防便秘。同时，全麦面包中的添加剂含量较少，含糖量较低，更为健康。

每天八杯水

（水是生命之源，朋友们请多喝水。）

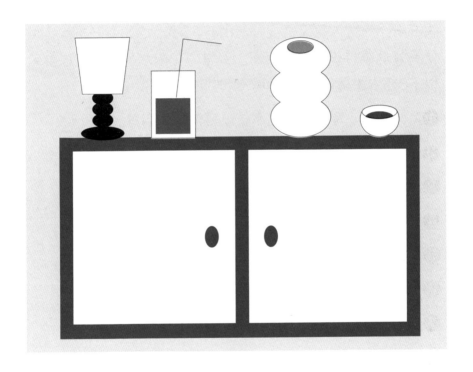

每天八杯水

中国营养学会公布的"中国居民平衡膳食宝塔"中表明，人体每天应摄入1500~1700毫升的水。也就是说，通常情况下，一个人每天需要补充8杯（容量为200毫升）水，以便更好地维持人体膳食平衡。经常忘记喝水的朋友可以参考以下8杯水饮用的标准时间，到时间了就提醒自己喝一杯。

① 第一杯：醒后来杯温水，唤醒沉睡的肠胃。

② 第二杯：上午9:00左右，工作前喝一杯。

③ 第三杯：上午11:30左右，午餐前10分钟喝一杯。

④ 第四杯：下午1:00左右，午餐后喝一杯。

⑤ 第五杯：下午3:00左右，清醒头脑喝一杯。

⑥ 第六杯：下午5:00左右，晚餐前喝一杯。

⑦ 第七杯：下午7:00左右，晚餐后喝一杯。

⑧ 第八杯：睡前2小时，防止睡眠中口渴。

早起喝杯水

（喝杯水唤醒沉睡的身体。）

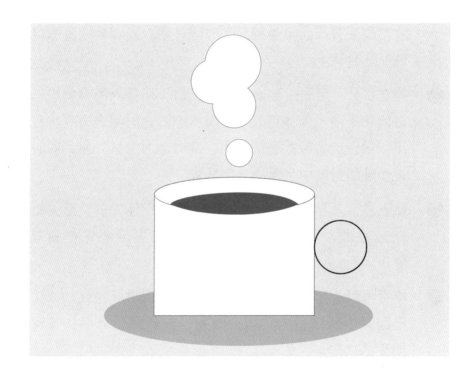

早起喝杯水

1 降低血液黏稠度。经过一整晚七八个小时的睡眠，身体在睡中呼吸、睡后排尿的过程中丧失了大量水分，使血液黏稠度升高。早晨醒后及时喝杯水，能够帮助身体降低血液黏稠度。

2 补充水分。经过一整晚的睡眠，白天所摄入的食物均已被消化干净，人体正处于空腹状态。这时喝进去的水分可以被快速地吸收到细胞内，及时地为身体补水，同时逐步唤醒身体中沉睡的各个器官。

3 促进食欲。早晨醒后喝一杯水，能够使体内的交感神经兴奋起来，唤醒肠胃，激发食欲，更好地保护肠胃健康。

4 排毒养颜。早晨醒后喝一杯水，能够促进肠道蠕动，排出肠胃中所残留的垃圾、废物，起到排毒养颜、预防便秘的功效。

勿狂喝冰水

（每年夏天都会有猛喝冰水导致猝死的新闻。）

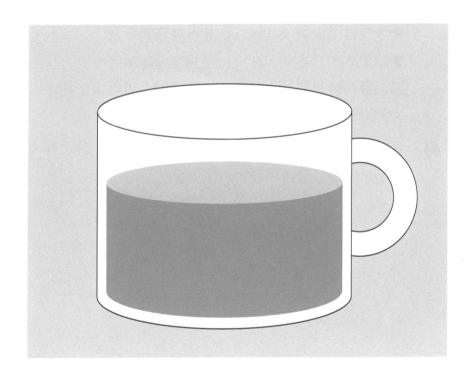

勿狂喝冰水

❶ 几乎每年夏天都有因为天气太热或刚运动完而猛喝冰水导致猝死的新闻，这是因为在炎热的夏天我们的身体本就处于极度高温的状态，血管也处在扩张状态，突然大量饮用冰水，会使人体骤然由热变凉，血管也会迅速收缩，极其容易引起心源性猝死。同时，胃部也会在冰水的刺激下疼痛不适。

❷ 夏季想喝冰水务必要在身体的温度降下来之后，再慢慢地小口地喝，尽量不要一口喝太多。

饮料奶茶真的要少喝

（把饮料当水喝，对身体真的很不好！）

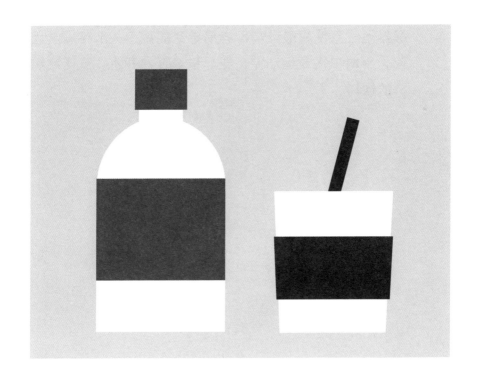

饮料喝多伤肾

① 容易得肾结石。饮料中含有大量的添加剂，会使人体的尿液结晶浓度过高，容易导致肾结石。尤其是有肾结石病史的朋友，经常喝饮料会增加复发的风险。

② 尿酸升高。大部分的碳酸饮料中均含有果酸、果糖、葡萄糖浆或玉米糖浆。这些单糖会严重影响嘌呤代谢和尿酸排泄，致使尿酸升高，容易导致痛风、关节疼痛。因此，平时口渴或运动完，要尽量选择白开水，远离高糖分的饮料。

常喝碳酸饮料危害大

① 影响骨质。碳酸饮料中含有大量的高磷酸盐，长期过量饮用不仅会影响人体内钙的吸收，致使身体缺钙，还会影响骨骼的生长发育，致使骨质疏松、骨脆。

② 导致肥胖。长期大量饮用碳酸饮料，会使人体摄入的糖分过量，极大地增加了肥胖的概率。

③ 影响牙齿健康。牙釉质会与碳酸发生反应，导致牙釉质脱钙，使牙齿变得脆、薄，还会导致龋齿。

④ 造成肠胃功能紊乱。碳酸饮料中含有大量的二氧化碳气体，饮用过多会腹胀、伤胃，增加肠胃负担。

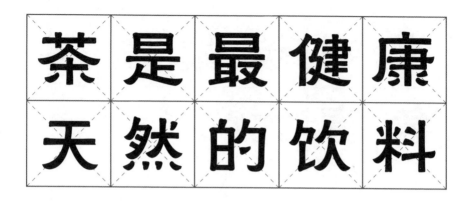

茶是最健康
天然的饮料

（健康生活，一起喝茶。）

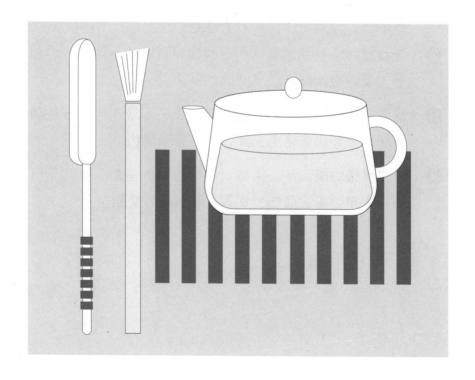

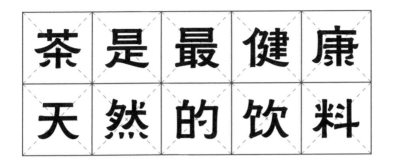

茶是最健康
天然的饮料

① 辅助减肥。茶中含有咖啡因，能够促进身体热量的消耗，减少氧化自由基，促进新陈代谢，辅助减肥。此外，茶还可以清除体内多余的油脂，帮助身体降低血脂。

② 保护血管。茶中含有儿茶素，可以增强血管的弹性和韧性，改善高血压、动脉硬化等问题，对预防心脑血管疾病也能起到一定的辅助作用。

③ 抗衰。茶中所含有的多酚类物质，是一种自由基清除剂，可以帮助人体清除体内过剩的自由基，减少自由基对人体的损害，从而起到抗衰、抗氧化的作用。

饭后喝酸奶

（晚饭后两小时饮用酸奶最佳。）

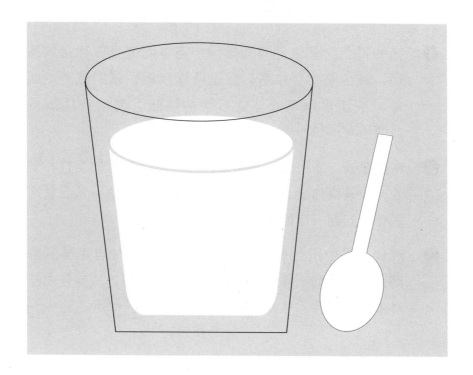

饭后喝酸奶

❶ 预防便秘。酸奶中所含有的乳酸菌属于有益菌。晚饭后两小时喝酸奶可以帮助肠道蠕动，促进消化，从而将体内的废物、毒素快速排出，让我们清空宿便，远离便秘困扰。

❷ 美容。酸奶能够帮助人体排出肠道中的废物、毒素等有害物质，净化肠道。肠道干净了，皮肤也会随之变得干净、水润。

❸ 补钙。酸奶是由牛奶发酵而来的，与牛奶相比，酸奶中所含的钙、磷等物质更容易被人体所吸收。睡前喝点酸奶，对成长、发育期的孩子和缺钙、骨质疏松的成年人特别好，可以有效补钙，促进骨骼生长。

抗炎饮食

（身体没有炎症才是健康的基础。）

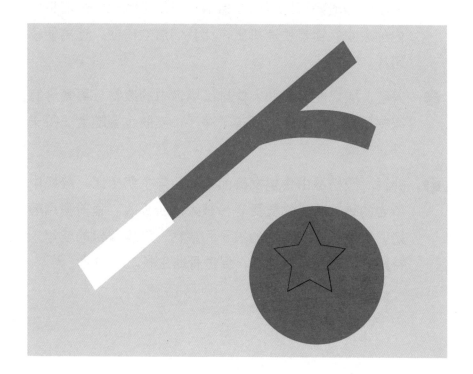

抗炎饮食

① 抗炎蔬菜类。如羽衣甘蓝、紫甘蓝、黄瓜、苦瓜、菠菜、芹菜、花椰菜、卷心菜、西红柿、大蒜、生姜、青豆、食用菌类等。

② 抗炎水果类。如梨、苹果、柑橘、橙子、石榴、樱桃、葡萄、牛油果、桑葚、草莓、蓝莓、黑莓、树莓、蔓越莓等。

③ 多脂质鱼类。如鲑鱼、金枪鱼、三文鱼、沙丁鱼等富含ω-3脂肪酸的深海鱼类。

④ 粗粮谷物类。如荞麦、燕麦片、小麦麸皮、糙米、玉米、鹰嘴豆，以及杂粮饭等全谷类主食。

⑤ 植物油类。植物油中富含不饱和脂肪酸，具有良好的抗炎作用，如橄榄油、茶籽油、菜籽油、玉米油、葵花子油、胡麻油等。

抗衰老饮食

（好皮肤是可以吃出来的。）

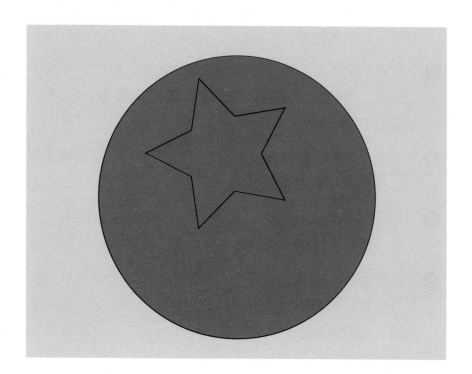

抗衰老饮食

❶ 葡萄。葡萄是颇具代表性的抗氧化水果。葡萄中大部分的抗氧化物质都储存在果皮和籽当中，吃葡萄时要记得连皮带籽一起吃，能够起到更好的美容、抗氧化作用。

❷ 蓝莓。蓝莓中含有丰富的维生素A、维生素C、胡萝卜素等，不仅有抗氧化的作用，还能保护视力，呵护我们的双眼。

❸ 番茄。番茄中含有茄红素和维生素C，其中茄红素的抗氧化能力是维生素C的20倍。所以，番茄的抗氧化能力要比一般的水果更强。

❹ 大蒜。大蒜中有丰富的维生素B_1、维生素B_2、维生素C、维生素E、胡萝卜素、钾、钙、镁、铁、锰、铜、锌、硒等物质，被称作"植物性天然广谱抗生素"。

❺ 菠菜。菠菜被誉为"超级食物"，因为它富含营养性极强的抗氧化物质，能够清除体内多余的自由基，有效延缓皮肤衰老，抑制皱纹、色斑的生长。

❻ 花椰菜。与其他含有花青素抗氧化剂的食物相比，花椰菜集所有抗氧化物质于一身，拥有更多的抗氧化功能，还能够帮助身体抗击炎症。

❼ 深海鱼。鲑鱼、金枪鱼、三文鱼等深海鱼中富含能够抗氧化的ω-3脂肪酸，对人体心脑血管健康具有一定的保护作用。

❽ 坚果。坚果中含有丰富的维生素E，如花生、核桃、榛子、松子、腰果、夏威夷果等。大家在日常生活中可以把其他零食替换成坚果，好吃又健康。

❾ 燕麦。燕麦是极富营养的谷类食物，它所含有的多酚类物质具有抗炎、抗氧化的作用。

❿ 绿茶。绿茶中含有丰富的儿茶素，能够很好地对抗体内的自由基，具有抗氧化的作用。平时喜欢喝奶茶、饮料的朋友不妨改成喝绿茶，既美容又抗衰老。

3

年轻人，
该养习惯了

长寿老人的共同特点

（快来看看你是否有成为长寿老人的潜质吧！）

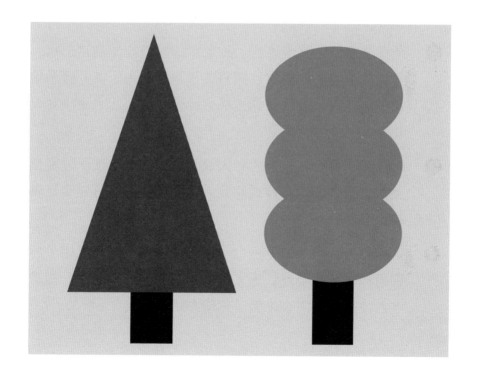

长寿老人的共同特点

❶ 性格开朗。大量的研究表明,乐观开朗是长寿的重要原因之一。喜欢社交、乐观豁达、宁静平和、容易满足的人通常更易长寿。

❷ 声音洪亮,中气十足。人到老年阶段仍能做到这一点,其实并不容易。通常,拥有这种特点的人,其呼吸系统及中枢神经系统的协调性都会比较好,因此也更加容易长寿。

❸ 双眼灵动有神。长寿的老人双眼通常会像小孩子般充满灵气。眼睛炯炯有神说明此人肾气十足,肝脏健康,精神状态好。

❹ 免疫力强。强大的免疫力可以帮助身体更好地抵御外界细菌和病毒的侵袭,是人体中最强大的一道防线。长寿老人往往都不怎么生病,免疫力比较强大。

❺ 基因遗传。家族中长寿老人的数量代表了家族遗传基因在长寿方面的优势主导程度，这也是影响长寿的重要因素之一。同一家族中长寿的人越多，该家族中的人能够长寿的可能性也就越大。

❻ 健康的肠道、良好的饮食。健康的肠道是长寿的重要前提，而干净的饮食则是保持健康的第一要素。据研究发现，长寿老人的肠道菌群中都富含大量的有益菌。肠道越年轻，身体也就越健康。

❼ 经常走动、喜欢唱歌。经常散步、运动能够帮助身体排泄汗液，祛除体内累积的毒素，促进人体血液循环。而经常唱歌的人，心肺功能通常都会比普通人更强，躯体也更趋于健康，这就间接地延缓了生命的长度。

❽ 拥有午睡的习惯。健康长寿的老人睡眠质量普遍较好，平均每天能够睡足7~8个小时，并且还十分重视每日午休。坚持睡好午觉，保证充足的睡眠，身体和情绪都会变得更加健康。

保持年轻的十大习惯

（越早拥有健康的生活方式越好！）

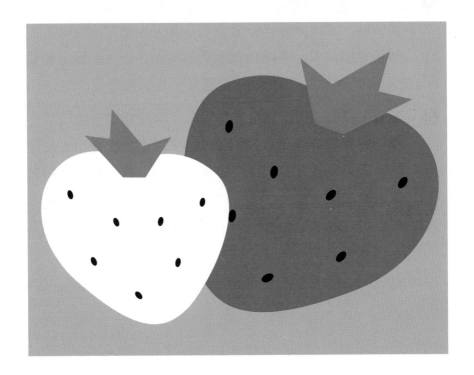

保持年轻的十大习惯

① 能站着就不坐着。使用电脑的时候，要注意避免长时间久坐，隔一段时间就站起来活动一下。如果有条件可以将电脑放置在一个合适的高度，站着办公。

② 睡前靠墙抬腿15分钟。拉伸腿部并使其与腰部保持垂直，能够缓解腿部肌肉疲劳，放松助眠，有效提高睡眠质量。

③ 早晨空腹喝杯温开水。食物经过一整晚的消化、吸收和代谢后，会有大量的垃圾和毒素堆积在肠道中，等待次日被排出。每天早上空腹喝一杯温开水，可以促进胃肠道蠕动，清肠排宿便，排毒养颜。

④ 午休20~30分钟。午睡就是一场午间美容，能够让我们身体的压力和疲劳感得到快速缓解。每天午睡半小时，可以大大提高下午学习和工作的效率。

⑤ 晚上8点前吃晚餐。晚上8点后尽量不要进食，否则，不仅会增加人体的肠胃负担，还会影响睡眠质量。

6 做好防晒工作。防晒不仅可以有效降低紫外线对人体皮肤的伤害，减缓皮肤的衰老速度，还可以抑制斑点、皱纹的生成。

7 清淡饮食，多吃鱼类。少油少盐的烹饪方式可以最大程度地保留食材原有的营养。另外，多吃些新鲜有机的鲑鱼、沙丁鱼等鱼类，可以有效降低心脏病发作风险和血脂水平。

8 每天运动至少30分钟。运动可以很好地提高我们的身体机能，平日里大家可以结合自身情况灵活选择步行、游泳、瑜伽等运动方式，帮助放松身心。

9 注重食物内调。平时可以多吃些蓝莓、葡萄、鳄梨、坚果、三文鱼等有抗氧化功能的食物，并适当内服维生素、鱼油等保健品以补充身体所需营养。

10 坚持泡脚。每周泡脚两次，可以有效地让足部温暖起来，促进下肢血液循环，加速人体新陈代谢，还能缓解疲劳，释放压力，促进睡眠。

每日养生完美小闭环

（久坐人群从早到晚养生的一天。）

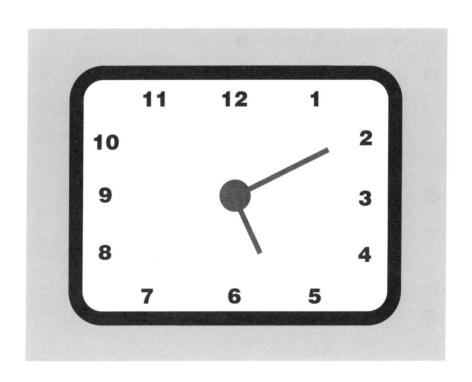

每日养生
完美小闭环

① 早起六要做：

● 伸懒腰；● 打哈欠；● 深呼吸；

● 立远眺；● 饮温水；● 净大便。

② 好好吃早餐：

早餐应以清淡暖胃的饮食为主，如鸡蛋、包子、烧卖、面包、蒸薯、玉米等，搭配上一杯豆浆、牛奶、米粥或玉米汁，还可以再来点水果。

③ 上午喝点养生茶：

尽量选择枸杞、桂圆、山楂、红枣、桑葚、红茶、玫瑰、洛神花、西洋参等温性的泡水食材，时刻提醒自己多喝水。

④ 好好吃午餐：

肉、菜、饭都要吃，不能挑食。同时，饭吃八分饱即可，别吃太撑。

⑤ 好好睡午觉：

午休相当于一场午间美容，午睡20~30分钟或闭目冥想10分钟，可以让我们紧绷的神经有效放松。

⑥ 上班时的放松时间：

● 工作1小时后，站起来拉伸下肩颈，并远眺5分钟。

● 多喝温水，保证每天8杯水，帮助身体排毒。

● 保持直挺的坐姿，不要跷二郎腿或双腿交叉坐。

⑦ 好好吃晚饭：

晚上8点前吃晚餐，做到少荤多素，少腻多淡。

⑧ 下班后的运动时间：

每天散步或运动30分钟。散步就是散脑子，可以消散一天的疲惫感，降低各种慢性疾病的患病风险。每天坚持锻炼半小时，我们的体形也会变得越来越好看。

⑨ 回家后的洗澡时间：

回家后立刻洗澡，相当于将工作时间和休息时间在情绪上进行隔断，同时还可以避免将外界的细菌带到家里的沙发和床上。

⑩ 睡觉前的养生时间:

● 睡前1小时是养生的黄金时间，放下手机，让自己平静下来。

● 睡前听音乐、看书、看纪录片。

● 睡前拉伸。可做猫姿伸展，或腿靠墙做"L型"拉伸。

● 睡前梳头。按摩头皮，舒缓神经，促进睡眠。

● 睡前泡脚。利于滋养皮肤，促进睡眠。

● 睡前揉脚心。揉按脚心3分钟，可疏通气血，促进睡眠。

⑪ 睡前注意事项:

睡前记得放松面部，不要皱眉，不要咬紧牙关。要慢慢地放软舌根，面带微笑闭目凝神，安心地进入梦乡。

带轮的椅子不要久坐

（带轮的办公椅越坐腰越难受！）

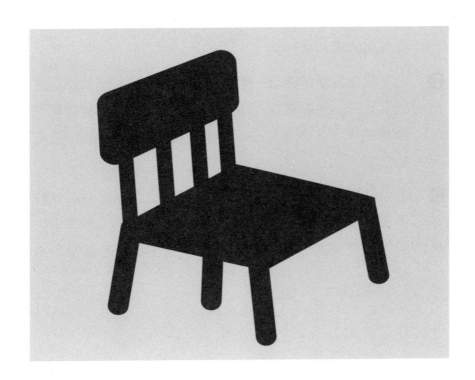

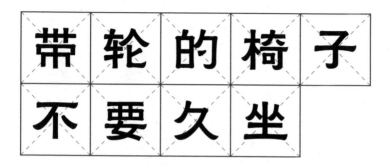

带轮的椅子
不要久坐

① 配带轮子的办公椅虽然可以让我们在办公状态下便捷移动，但久坐会对我们的腰部、腿部造成长期性的压迫，这也正是很多人年纪轻轻腰就不太好、坐骨神经不时感觉疼痛的原因之一。

② 为了快速方便地移动，配带轮子的办公椅底座的稳定性通常较差，需要脊柱、腰部、腿部持续发力以保持椅子自身的稳定，长此以往，非常容易对脊柱、腰部造成损伤。

③ 最为健康的椅子高度应该是比膝盖低1厘米左右。这样不仅可以使双脚平放于地面，使踝关节保持自然下垂，还可以使膝关节屈曲90°，便于身体保持自然放松的状态。

久坐空调房
伏后需热养

（久吹空调手脚冰凉、腹泻便溏，建议热养。）

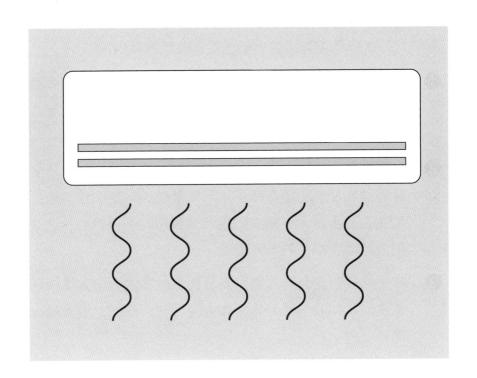

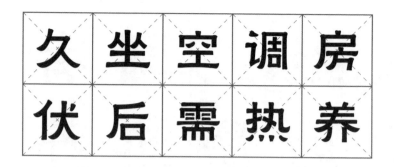

久坐空调房
伏后需热养

伏后入秋时节，要格外注意自身保暖。夏季每天吹空调、喝冷饮，寒气会不断在体内累积，导致很多人出现畏寒怕冷、手脚冰凉的现象。因此，立秋后要保养好体内的"小暖炉"，这样冬天到来后也能确保全身暖乎乎的。

❶ 喝姜枣茶。长时间吹空调、喝冷饮，会使体内积聚大量的寒气。这时喝上一杯暖暖的姜枣茶，可以温中祛寒，有效驱散体内的寒湿之气。

❷ 勤晒太阳。平日里可以多晒晒手心、后背和头顶，晒至身体微微发热的状态即可。寒气重的人可能会边晒边打喷嚏，甚至有人一晒太阳就流清鼻涕。不用担心，这些都是身体在排寒的典型表现。

❸ 明火艾灸。艾灸可以通过刺激穴位的方式促进人体新陈代谢，帮助我们顺畅地将体内的湿气、寒气、毒素排出体外。

❹ 睡前泡脚。对于体质较寒的人群来说，坚持泡脚非常重要。泡至身体微微出汗的状态，不仅可以使整个人都变得暖和起来，还能够很好地祛除寒湿，促进睡眠。

❺ 睡前揉腹。腹部是人体中寒气最容易聚集的地方，相当于体内的"阴中之阴"。脾胃不畅的人可以经常按摩腹部至发热状态，能够有效地祛寒湿、补元气。

❻ 睡前按摩脚底涌泉穴。涌泉穴位于人体足心前三分之一的凹陷处，按下时会伴有轻微酸痛。好好按揉此穴位，可以很好地改善手脚冰凉的问题。大家平时没事可以多按按，脚暖了，身体自然也会暖和起来。

❼ 不要露脚踝。秋冬时节要尽量选择中长款的厚棉袜，好好盖住三阴交。脚踝如果长时间暴露在外，会使寒气偷偷溜进体内，有损身体健康。

洗澡可改善坏情绪

（早点洗澡，早点睡觉。）

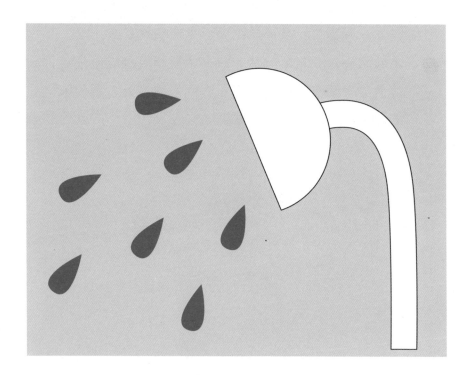

疲惫时洗个热水澡

洗热水澡时，温水包裹全身的感觉有助于改善心情。心情不好时洗个热水澡吧！

1. 洗澡能够降低心率，缓解焦虑。人在焦虑时，心率会不自觉地上升。洗热水澡可以使身体迅速升温，使血管舒张，加速全身血液的循环，从而降低心率，有效地缓解焦虑。

2. 洗澡能够给人带来安全感和自在感。从心理角度来说，身处浴室这种既安静又温暖的独立空间，体会温水包裹全身并缓慢流过皮肤的感觉，在洗掉一天的灰尘与疲惫的同时，还能给人一种仿佛回归于母亲子宫的神奇体验，使人在充满温暖的同时，极大地降低孤独感。

回到家最好立刻洗澡

1 现代人普遍压力较大，每天经过高强度的学习、工作，在回到家的那一刻早已疲惫不堪，只想瘫在沙发上刷手机，其他事都不想做，更别提爬起来洗漱、洗澡了。

2 一回到家就躺平刷手机，看似是一种休息，但是事实上，我们的精神并不能得到放松。因为该做的事情还没做，我们的脑子一直在要去洗澡和不想动弹之间反复横跳，反而会不断地损耗我们的心情、能量及时间。

3 朋友们，晚上回到家之后最好立刻洗澡！好好地洗去一天的劳累与焦虑，借助洗澡时间将白天的负面情绪与夜晚的放松心情做好隔断，安心地进入独属于自己的时间。

日常洗澡的正确顺序

1 洗澡前喝杯温水。洗澡会消耗身体大量的水分，让人产生口干舌燥的感觉，因此洗澡前可以先喝杯温水补充水分。

2 第一步，先洗脸。洗澡时所产生的蒸汽会使人体的毛孔扩张，如果脸部此时还没有被清洗干净，白天附着的灰尘、化妆品等就会悄悄地潜入脸部毛孔，从而使毛孔变大、皮肤变油，甚至还会长痘痘和闭口粉刺。因此，洗澡首先要从脸部清洁开始，确保不让污垢深入毛孔。

3 第二步，搓身体。大多数人洗澡的时候都习惯先洗头发再洗身体，实际上，应该先洗身体再洗头发。这是因为洗头发时所用的洗发水、护发素等产品会使皮肤打滑，后续再搓澡、擦身体就很容易清洗不干净。

4 第三步，洗头发。在洗脸、搓身体的这段时间里，头发和头皮会在蒸汽中得到充分的滋润，这时候再去洗头发就可以更深入地将其清洗干净。

❺ 第四步，涂沐浴露。涂抹沐浴露可以将身体表面的油脂、灰尘、洗发水、护发素等物质清洗掉，冲洗干净后就可以香香地出浴啦。

❻ 出浴后再喝杯温水，及时补充洗澡所消耗的水分，能够很好地缓解皮肤缺水的问题。一杯暖暖的温水喝下去，就可以舒舒服服地躺到床上啦!

睡觉是人生
第一大补

（睡觉是最好的万能充！）

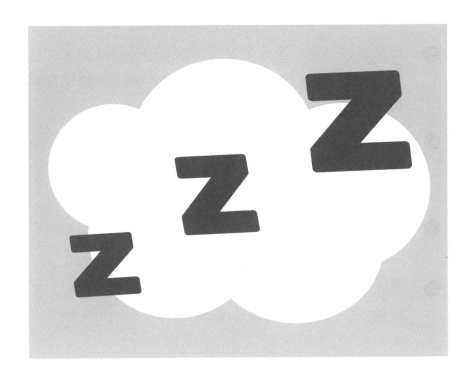

143

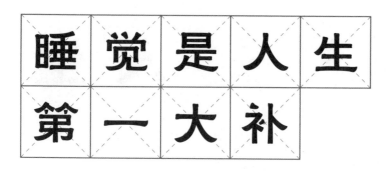

睡觉是人生
第一大补

俗话说得好："药补不如食补，食补不如睡补。一夜好睡，精神百倍；彻夜难睡，浑身疲惫。"睡眠质量的好坏直接关系到人体的健康和情绪的好坏。

1 对皮肤好。充足且高质量的睡眠可以使皮肤健康、红润、有光泽，延缓皱纹的生长，这也正是好的睡眠被称为"美容觉"的原因。

2 对五脏功能好。五脏六腑是人体的健康之本，而好的睡眠能够很好地滋养五脏。优质的睡眠，可以使五脏得到充分的休息和放松，有效地呵护五脏健康。

3 延缓衰老。充足且高质量的睡眠可以减少人体胶原蛋白的流失，减缓肌肤衰老的速度。

4 对精神状态好。睡足觉会使整个人看起来充满精神，而睡眠不足则会导致诸多情绪问题的产生。

不要趴着睡

（午休建议仰睡，有条件最好卧睡。）

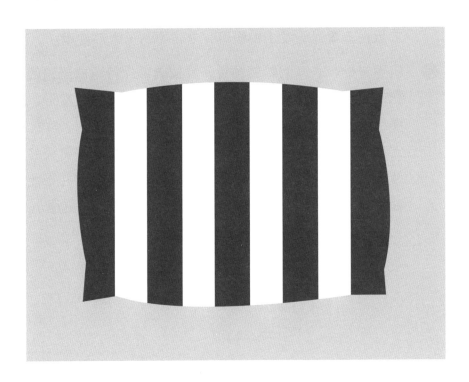

不要趴着睡

1 影响视力。长时间趴在胳膊或抱枕上睡觉，会使眼球长时间受到压迫，从而导致眼压升高。长此以往可能会增加近视、青光眼发生的概率，非常不利于眼部健康。

2 伤害脊椎。长时间趴着睡觉，会使腰部保持弯曲压迫的状态。这种不良的习惯容易导致腰肌劳损、脊柱变形、腰部疼痛，尤其是对于本来就久坐不动的打工人、学生党，二者的双重作用会更伤腰椎。此外，趴着睡觉还会压迫到胸腔，影响正常呼吸。用这样的姿势睡觉并不能起到很好的休息作用，睡醒了反而会感觉更加不舒服。

不要蒙头睡

（蒙头睡觉容易导致头晕、头痛！）

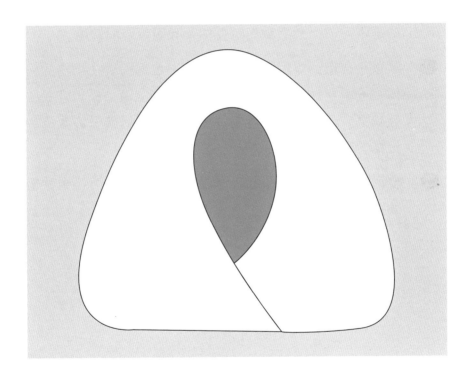

不要蒙头睡

① 秋冬季节天气寒冷，很多朋友喜欢蒙着头睡觉，觉得这样更暖和。但实际上，长期蒙着头睡觉是一种非常不好的睡眠习惯，会严重影响身体及呼吸系统的健康。

② 蒙着头睡觉，会使呼出的二氧化碳全部积聚在小小的密闭空间中，致使空气无法得到有效的流通，极其容易引起缺氧。长期如此，容易让人出现睡醒后头晕、头痛、记忆力下降等症状。

③ 睡觉时一定要露出头部，保证呼吸顺畅，千万不要蒙着头睡觉！

长期熬夜
会严重伤身

（夜间是身体修复的时间。）

经常熬夜会使身体变臭

1 口臭。夜晚是胃肠的休息时间。熬夜会增加胃肠道的负担，使肠胃的消化、吸收功能变差。食物如果没有得到良好的消化和吸收，就容易产生酸腐味，这种气味通过食道进入口腔，从而出现口臭等症状。

2 疲劳会使身体发臭。经常熬夜会使人体散发出一种名为氨气的气体，即厕所中经常会散发出的一种难闻气体。

3 肝脏排毒变慢。夜晚是肝脏在运作一天后进行排毒的黄金时间，而长期熬夜会导致肝脏的排毒效率变慢。毒素、垃圾得不到及时排出，便会随着血液转移至皮下组织，随着汗液排出并散发出异味，同时还会让我们的面部发黄、油腻。

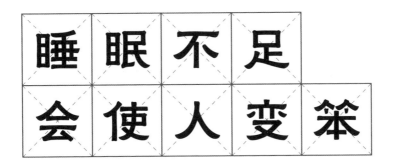

① 长期睡眠不足会让人出现变笨的症状。这里的变笨并不是指智商下降，而是指整个人反应钝化。

② 睡眠不足，第二天人会变得"魂不守舍"，具体表现为注意力无法集中、反应迟钝、木讷等。这是因为在睡眠不足、昏昏欲睡的时候，人的感受力及反应能力都会随之下降。

失眠问题要高度重视

（长期失眠危害大，快来学习高质量睡眠法！）

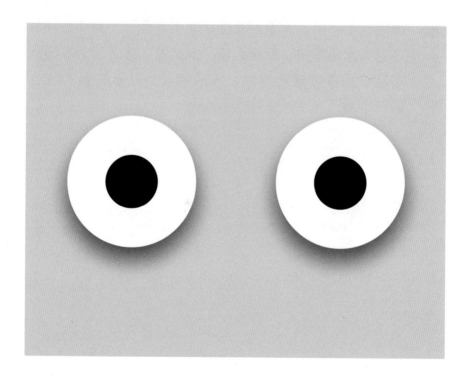

长期失眠危害不可小觑

1 记忆力下降。熬夜会使人变笨，导致我们的警惕性、记忆力、专注力、反应力、思考能力等大幅下降。

2 引起肥胖。长期熬夜，我们的身体得不到充分的休息，会导致体内代谢紊乱、内分泌失调。同时，熬夜还会影响人体的脂质代谢，使其发生异常，导致脂肪堆积，久而久之便会变得肥胖。

3 皮肤老化。为什么每次熬夜过后，都会发现自己皮肤状态变差了呢？这是因为熬夜导致内分泌紊乱，损伤了肝脏，从而出现皮肤发黄、脸部水肿、软组织下垂等状况，加速了皮肤的老化。

4 影响精神状态。人的精神状态与睡眠质量直接挂钩。睡足觉时我们会感觉心情舒畅、积极乐观，睡眠不足则会导致情绪不稳定，出现烦躁、焦虑、抑郁等负面情绪。如果你感觉最近总是莫名地情绪低迷，很有可能就是睡眠不足导致的。

高质量睡眠法

① 转眼入睡法。人在熟睡的过程中眼珠也会不自觉地发生转动。入睡前可以模仿人体深度睡眠的状态，试着缓慢地转动眼珠，寻找熟睡的感觉，很快便会产生困意。

② 478呼吸法。吸气4秒，憋气7秒，呼气8秒，重复循环并放松全身，使氧气缓慢地充满肺部，重复几次便可快速入睡。

③ 回想入睡法。从早到晚地回想今天发生的所有事情，从起床、喝水、吃饭、洗漱到躺在床上，想得越仔细越容易犯困。

④ 冥想放空法。平躺闭目，幻想自己置身于漫画里那般柔软的云朵上，也可以想象自己身处草原、森林、山洞、木屋、大海等任何一个你喜欢的地方。

裸睡促睡眠

❶ 裸睡有助于睡眠。裸睡可以让我们的身体摆脱衣物的束缚，处于更加松弛的状态，避免产生闷热感，能够使人更加快速地进入深度睡眠状态。

❷ 裸睡给皮肤提供了呼吸空间。裸睡的时候，我们的皮肤也得到了自由呼吸的空间，身体里的垃圾、毒素等可以通过皮肤畅通地排出体外，大大降低了皮肤类疾病的患病风险。

❸ 裸睡可以使皮肤越来越好。裸睡的时候，皮肤可以更加充分地与空气发生接触，有利于皮脂产物的排出，促进局部代谢。另外，床上用品一般采用的是全棉亲肤材质，皮肤与这些布料的摩擦也在一定程度上给予了皮肤舒适的按摩感，促使皮肤状态越来越好。

❹ 家里的床上用品要记得经常洗晒，保持干爽洁净，有裸睡习惯的朋友需要特别注意哦。

睡前转转脚

❶ 不知大家有没有过这样的体验，睡前如果长时间玩手机、追电视剧，到了该睡觉的时间，翻来覆去怎么都睡不着。这是因为大脑持续受到刺激、异常兴奋，这会使气血全都聚集在头部，从而导致失眠，无法很好地进入深度睡眠的状态。这时候可以试着转转脚，特别管用。

❷ 转动脚部的主要目的，是将聚集在头部的气血通过脚腕转动、脉络刺激的方式引导至脚部，从而促进人体从上至下的气血循环，帮助脚部热起来。脚转热乎了，气血循环好了，全身也会感觉更加舒畅，自然能够更好地入睡，缓解失眠问题。

❸ 仔细观察小宝宝，你会发现，他们经常会不自觉地转动脚腕。同理，我们也可以学习借鉴小宝宝的做法，睡不着的时候，多转转脚腕。脚热了，人也就困了。

睡觉时保持正确姿势

（长期睡姿不良，形体会越来越丑！）

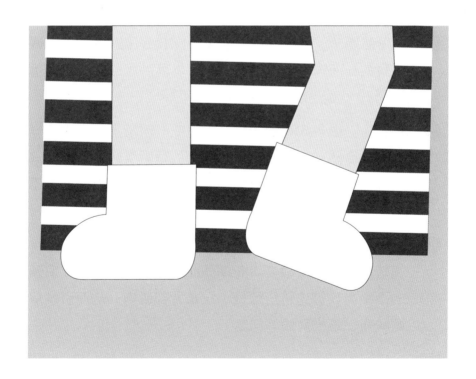

错误的睡姿

❶ 趴着睡。大家都知道久坐不动或运动过猛都会导致腰部疼痛，但很少有人知道趴着睡觉也会引发诸多的腰部问题。趴着睡觉的时候，我们的腰部和背部得不到自然支撑，脊椎处于非自然状态，同时还会使颈部被动地扭转，很容易出现腰酸背痛、落枕等状况。

❷ 枕着胳膊睡。长时间枕着胳膊睡觉，会压迫血管，阻碍手臂的血液循环，从而引发手臂发麻肿胀、肩颈疼痛等问题。

❸ 蜷着睡。很多人喜欢蜷缩起来团成一团睡觉，觉得这样很有安全感。但实际上，蜷缩状的睡眠姿势会严重压迫到人体颈部、背部的血管，导致血液流通不畅，非常不利于身体健康。

❹ 侧趴着扭腰睡。即一条腿大幅度地倒向一侧，使下半身扭转成为侧趴式睡姿。长期如此会造成人体脊椎、肩颈的不平衡，被迫挤压颈椎、拉长背部肌肉，从而引发肩颈酸痛、颈椎前倾等问题。

正确的睡姿

❶ 正常人群——右侧卧、仰卧。右侧卧和仰卧均不会挤压到心脏，可以减轻心肺及内脏等部位的压力，属于健康、良好的睡眠姿势。

❷ 腰间盘突出人群——将腿部放在枕头上。腰部状态不太好的人，在大腿下方垫一个枕头以减轻腰部及背部压力，可以有效缓解腰酸背痛等症状。

❸ 肩周炎人群——在胳膊下面垫枕头。患有肩周炎病症的人，在手臂下方垫两个枕头，可以使肩部肌肉大大放松，醒来后整个肩部也会处于非常舒服的状态。

❹ 打呼噜人群——侧卧。平躺入睡时我们的舌头会不自觉地后坠，致使通气受阻，导致打鼾等情况的出现。而侧卧则可以使舌头放平，通气顺畅，有效地缓解打呼噜的症状。

❺ 胃食管反流人群——垫高枕头。容易发生胃反酸情况的人，可以将枕头垫得高一些以确保食管高于胃部，从而有效地避免胃酸反流现象。

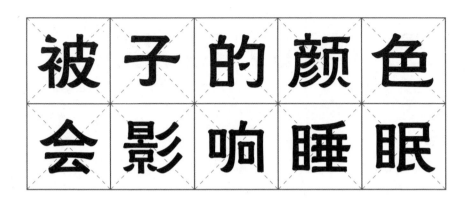

被子的颜色
会影响睡眠

（视觉是人体的第一感觉，其中色彩影响最大。）

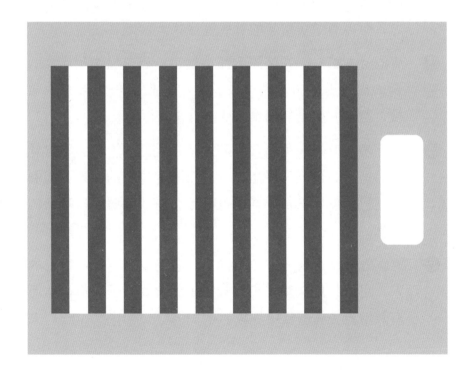

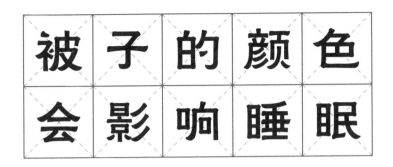

被子的颜色会影响睡眠

很多人都不知道，被子的颜色会直接影响到人的情绪及睡眠状态。某些刺激性过强的颜色，容易让人产生兴奋、焦虑、紧张等情绪，使入睡变得尤为困难。

① 橘色系被子。橘色被子非常适合老年人使用，盖上后会给人一种温暖的感觉，有助于改善失眠，促进食欲。

② 绿色系被子。绿色是一种代表着大自然活力的颜色，可以舒缓紧张的情绪。对于平时情绪不稳定、焦躁易怒的人来说，绿色被子能够有效帮助其放松压力、舒缓情绪。

③ 淡黄色系被子。淡黄色是一种温暖治愈的颜色，柔和的视觉效果能够营造出一种安静平和的氛围，有效缓解睡前压力，给人带来安全感。

④ 蓝色系被子。蓝色被子更加适用于平时用脑过度的打工人和学生党，能够让杂乱的大脑逐渐平静下来。同时，还可以促进人体产生更多的褪黑素，能有效缓解压力，稳定情绪，促进睡眠。

❺ 粉色系被子。粉色是可爱、温馨且充满青春活力的颜色，对激素分泌有一定的调节作用，帮助我们产生正面情绪，开心地进入睡眠状态，非常适合患有抑郁症、躁狂症的人群。

❻ 红色系被子。除了在结婚等特殊的喜庆场景下，平日里不建议大家盖红色被子。这是因为红色的刺激性过强，久视会使人产生焦虑不安的情绪，容易导致失眠、神经衰弱。

❼ 紫色系被子。淡紫色具有一定程度的安神功效，但对于心脏系统不是很好的人则不太友好，心脏不适者尽量不要选择紫色系被子。

起床后不要
立刻叠被子

（湿气和细菌会被压缩在被子里。）

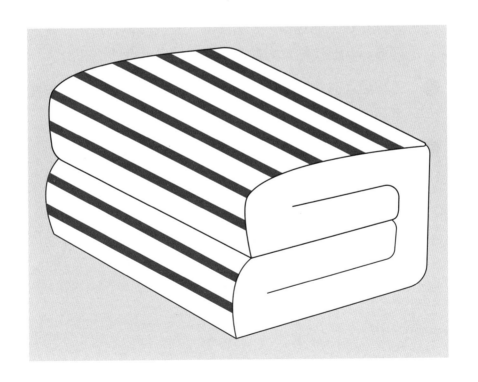

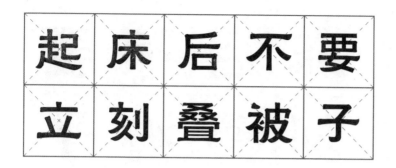

起床后不要
立刻叠被子

1 从小到大我们一直都被父母教育"起床后要立刻叠被子"，实际上起床后立即叠被子的做法并不健康。因为人体在睡眠的过程中，会呼出大量的气体，产生一定的汗液，从而使被窝内部变得潮湿，温度也随之升高。

2 睡醒后立即叠被子，会导致被子中潮湿的水汽被压缩在密闭的空间中难以挥发，加速细菌、螨虫的滋生。

3 建议起床后先开窗通风，把被子翻过来，使被子中的湿气得到充分的散发。在空气流通的环境下，细菌、螨虫滋生的可能性大大降低，有利于保持被子的洁净卫生。起床后先去洗漱，等被子里的湿气散发完再好好叠被子吧！

床铺头脚的
位置要固定

（尤其是有脚气的朋友。）

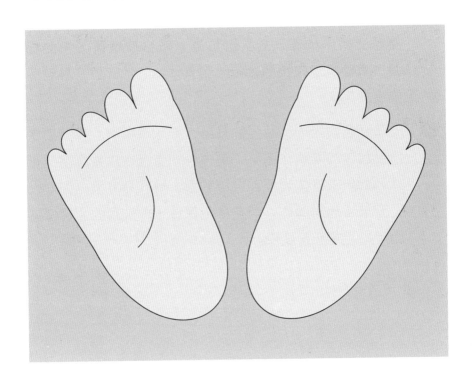

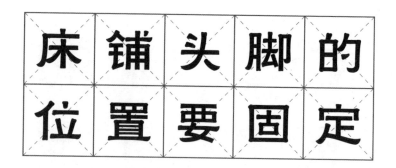

① 为什么要固定床单被罩的头脚位置呢？这是因为我们的脚部携带着大量脱落的皮屑、细菌、真菌等物质，尤其是患有脚气的朋友，其中可能还会含有皮肤癣菌。如果随意变换床单被子的头脚位置，就会使遗留下来的细菌、真菌反过来接触、传染到身体的其他部位，导致感染皮肤病。

② 皮肤癣菌作为一种顽强的真菌，存活率极高。脚气患者所接触过的鞋袜、床单、毛巾中均有存在皮肤癣菌的可能，如果被身体其他部位接触到，很容易感染。因此，不管是否患有脚气，都要尽量保持床单被罩的头脚位置固定，避免交叉感染。

定期洗床品

（枕套是最容易堆积头屑、油渍的地方。）

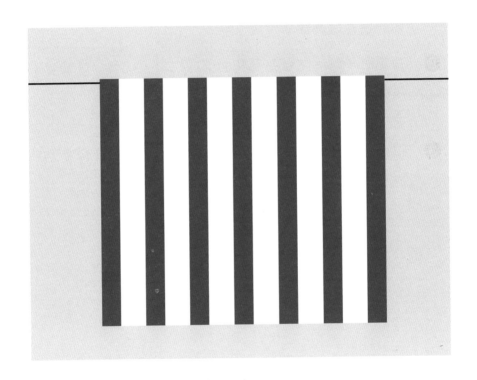

每周换洗枕巾

❶ 枕巾主要接触的是我们的头部和面部，不太显脏，因此卫生问题非常容易被大家忽略。实际上，枕巾、枕套是平时最应该频繁清洗的床品。

❷ 睡觉时长时间贴合头部和面部的枕巾、枕套，是最容易堆积头皮屑、皮肤油脂、护肤品残留等脏东西的地方，不经常清洗很容易导致皮肤长痘和长痤疮。

❸ 枕巾最好一周一洗，并配合太阳暴晒杀菌，这样才能更好地保护我们皮肤和头发的健康。

经常换洗床单

1 床单和枕套一样，看起来不脏，却是螨虫最多的地方。大量螨虫的堆积会导致皮肤长痘、头皮发痒。因此要定期清洗床单，为自己创造一个舒服且干净的睡眠环境。

2 睡觉时身体所散发的热量，会使床铺处于较为温热潮湿的状态。如果长时间不换洗床单，就会使其变成一个天然的细菌培养皿，滋生大量的细菌、真菌，从而引发疹子、皮炎等各种皮肤疾病。

3 建议每天起床后拉开窗帘，及时开窗通风，保持房间内空气的流通，并接受阳光充分的照射。同时，每半个月换洗一次床单、被套。如果清洗起来不太方便的话，也可以选择将被子拿出去暴晒或使用除螨仪等方式，定期杀菌除螨。

定期换筷子

（每半年更换一次筷子。）

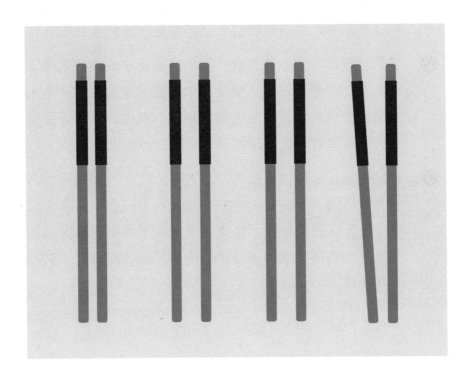

定期换筷子

1 大部分家庭都是将筷子全部混在一起共同使用。长期混用，加上清洗不到位，容易出现人体菌群互换，造成诸多肠胃方面的健康隐患。

2 研究显示，全球有将近一半的人体内都存在着会导致胃病、口臭的幽门螺杆菌。究其原因，大多数都是在与家人共用碗筷的过程中传播的。家庭成员中只要有一位体内携带幽门螺杆菌，便大概率会传染给其他成员。

3 为了个人的肠胃健康，最好每3~6个月更换一次筷子。同时，即便是一家人，也应尽量分开使用及清洁各自的碗筷，避免菌群交叉，影响身体健康。

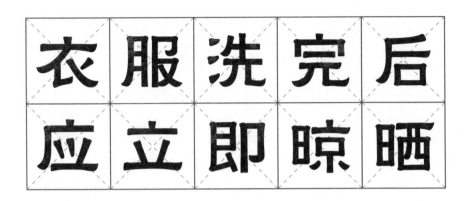

衣服洗完后
应立即晾晒

（刚洗完衣服的洗衣机是天然的细菌培养皿。）

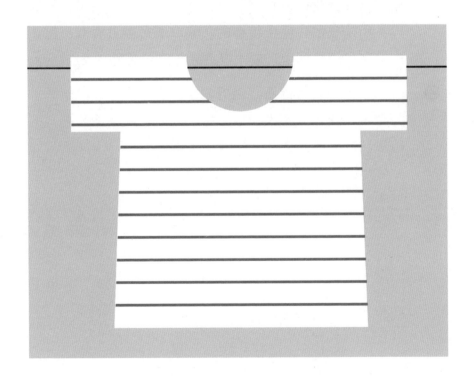

衣服洗完后应立即晾晒

1. 大量细菌繁殖。洗衣机属于相对封闭的保温空间，清洗过的衣服在机体中处于潮湿的状态，无形之中为细菌搭建了完美的生存环境，导致其更加快速地进行繁殖。

2. 容易产生异味。潮湿密闭的环境会使各种细菌、真菌大量地滋生、繁殖，并在此过程中释放大量的异味气体。衣服洗完不及时晾晒而堆积在洗衣机中，特别容易产生异味，哪怕再经过阳光暴晒，也会伴有微微的酸臭味。

脱袜子时千万不要闻

（尤其是脚臭、患有脚气的朋友们。）

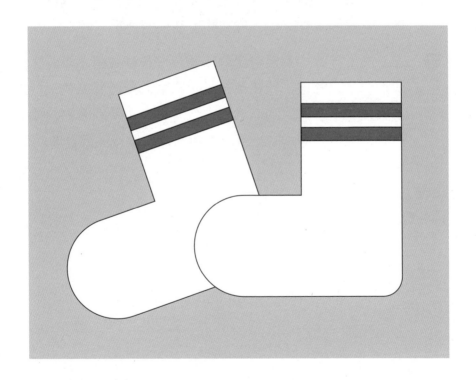

脱袜子时千万不要闻

❶ 研究表明，白天穿过的袜子中残留了大量的人体汗液、老旧角质等物质，甚至还存在着各种细菌、真菌及有臭味的代谢物。尤其是患有脚气的人，袜子中所含有的白癣菌还有可能会引发身体其他部位的皮肤疾病。

❷ 闻刚脱下来的袜子，会使各种"异物"通过呼吸进入到我们的呼吸道中，造成肺部的真菌感染，严重的甚至有生命危险。朋友们，务必要改掉闻臭袜子的坏习惯，真的非常不卫生哦！

内裤其实比袜子更脏

（一天一洗，3~6个月更换。）

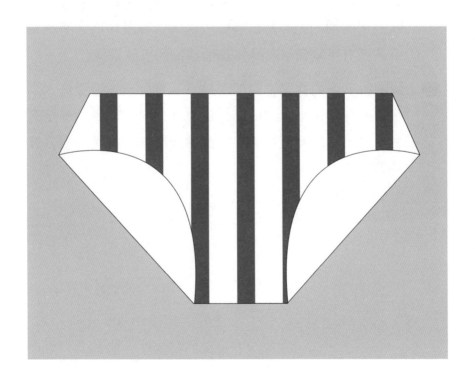

勤换洗内裤

1 研究表明，每条脏的内裤之中含有0.1克左右的粪便，而一条穿了8个小时的内裤中则存在着1000多个虫卵和寄生虫。

2 穿了一整天的内裤，哪怕看着不脏，其实早已滋生大量病菌和寄生虫，非常不卫生，必须做到一天一换洗。

3 在夏季天气炎热、出汗频繁的情况下，内裤上的细菌会在温热潮湿的环境中快速滋生。如果不及时更换清洗，很容易导致尿道炎症、尿路感染等问题。

清洗小建议

① 建议低温手洗。手洗可以确保内裤裆部在经过多次重点揉搓后，被完全清洁干净。与单一的机洗相比，手洗要更加干净卫生。同时，要保证较低的水温。切记不要使用热水烫洗，会使内裤上凝固的污渍很难被清洗掉。

② 单独清洗。内裤属于贴身的衣物，尽量不要和其他脏衣服放在一起清洗。如果清洁不当，非常容易引起交叉感染。

③ 在通风处晒干。内裤清洗完成后要及时拧干晾晒，不要将其堆放在一旁阴干，这样非常容易导致细菌的滋生。尽量将其晾晒在空气流通且阳光充足的地方，长时间的紫外线照射可以有效杀菌。

蹲厕所时间不宜过长

（一次正常的"蹲坑"大约只需要5分钟。）

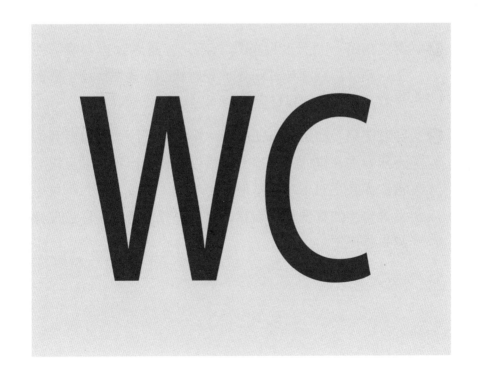

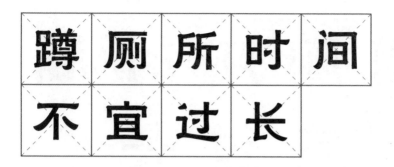

蹲厕所时间不宜过长

一次正常且健康的排便只需要5分钟左右就可以完全排净。长时间蹲坑的习惯一旦养成，就会严重影响后续的排便，导致越蹲越难排便。

1 诱发痔疮。每天长时间蹲厕所，容易导致直肠静脉曲张，使肛门周围长时间处于充血状态，诱发痔疮，进而导致反复便血、排便困难等问题。

2 导致便秘。经常在排便时看手机、刷视频，会导致我们无法专注在排便这件事上，慢慢地便会出现排便反应异常。尤其是对于本身排便就困难的人来说，精力不集中会进一步加重便秘的症状，反反复复地恶性循环会使其越来越严重。

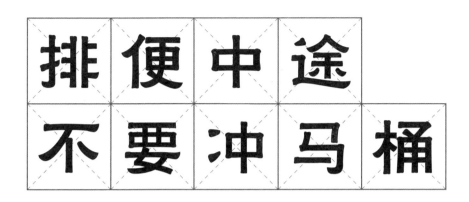

排便中途
不要冲马桶

（冲水时所飞溅的水滴、气体都带有细菌。）

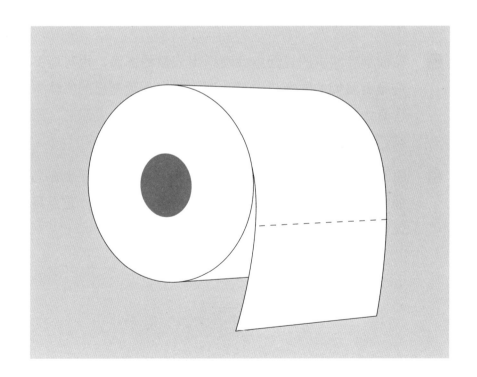

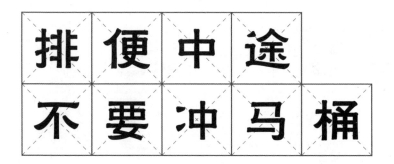

排便中途不要冲马桶

① 很多朋友都有在排便的中途冲马桶的习惯，因为觉得臭，每拉一点就冲一次厕所。这种做法看似干净，却是极其不健康的。

② 马桶旋转冲水的过程中会喷射出大量的水滴，极可能会迸溅至我们的尿道口。加之冲水时向上喷射出的气体中含有大量的细菌，容易使尿道口受感染，引发尿急、尿频、尿痛等尿路问题。

③ 朋友们，以后千万不要在上厕所的中途、屁股还坐在马桶上的时候冲水！等排便完成后再统一冲下去，重点是督促自己快速地完成排便！

不要长时间低头玩手机

（低头玩手机会使颈椎增压45斤。）

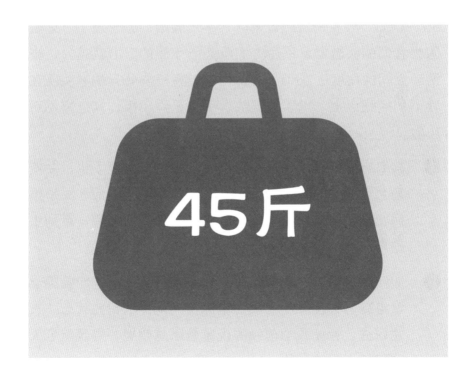

45斤

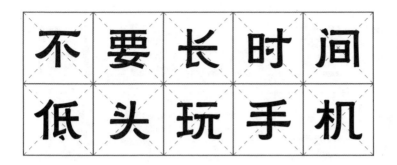

不要长时间
低头玩手机

　　不知道大家有没有发现，玩手机的时候，经常玩着玩着，我们的头越来越低，腰也越来越弯，幅度甚至可以达到45°以上。等我们反应过来时，早已腰酸、脖子痛了。这是因为我们的头越低，颈后方的肌肉所承受的压力就越大，当两者之间的角度达到60°时，相当于将一块45斤的石头压在我们的肩颈之上。别以为低头玩手机是件小事，其危害不可小觑。

❶　容易导致颈椎病、椎间盘突出。长期低头玩手机，会使肩颈部位的压力过大，压迫血管神经，从而诱发颈椎病，导致身体出现发麻、酸痛、头晕、恶心等一系列生理反应。

❷　形成脖子前倾、含胸驼背。长期低头玩手机、伸着脖子看电脑，会使脖子习惯性地保持向前探的弯曲状态。长此以往，会使颈部前倾的现象越来越明显，导致整个人看起来含胸驼背的。

不要长时间侧躺玩手机

（侧躺着玩手机容易变斜视、斗鸡眼。）

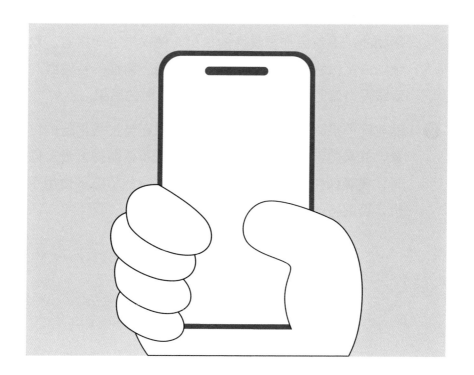

不要长时间
侧躺玩手机

① 经常在昏暗的灯光下侧躺看手机，会使我们的头部不自
觉地偏向一侧，导致视线倾斜。为了寻求视觉上的平
衡，眼部肌肉便会进行持续且高度紧张的自我调节。长
期如此，不仅会加重眼睛的负担，使视觉轴向扭曲、双
眼向内侧倾斜，还会造成散光、近视、斜视、斗鸡眼、
双眼视力偏差、脸部不对称等无法挽回的后果。

② 睡前玩手机时建议正坐，将手机放置在与视线平行的位
置，并与脸部保持一定的距离，切记不要贴得太近。同
时，要确保在室内开灯且屏幕亮度适中的状态下使用手
机，否则将严重损害视力健康。

戴耳机时间
不宜过长

（戴耳机别超过一小时。）

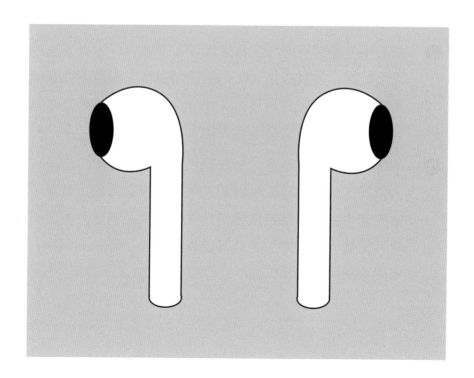

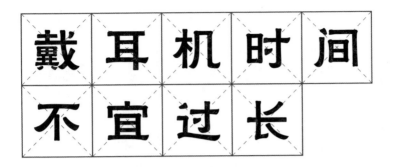

戴耳机时间不宜过长

1. 单次佩戴耳机的时间最好不要超过一小时，且音量不可超过60分贝。长时间佩戴耳机容易对耳朵造成一定程度的损伤，尤其是入耳式耳机。

2. 长时间佩戴耳机会导致耳道潮湿、不透气，加之耳内的温度较高，容易成为天然的细菌培养室。细菌因此快速繁殖，从而引起外耳道炎，使耳朵出现湿痒、疼痛、耳屎增多、耳垢颜色变深等症状。

3. 不听的时候记得要及时摘掉耳机。耳朵在密闭、不通风的情况下非常容易滋生细菌，长时间佩戴耳机，就算不放声音也会对耳朵造成损伤。在感到耳朵潮湿时要及时将耳机摘下，避免引起外耳道发炎。为了耳朵的健康，记得定期清洁下耳机。

日常多拉伸

（现在就跟着一起动起来吧！）

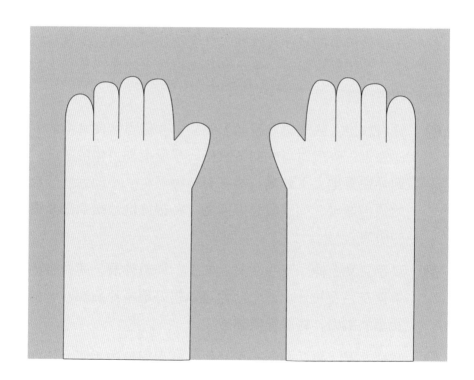

日常多拉伸

① 双手合十。手掌相对，双手合十，拉伸手腕处的关节。指尖向上时手腕向下发力，反之则向上发力，充分感受手腕处关节的拉伸与延展。这个动作可以有效地缓解打工人久用鼠标键盘、学生党长期握笔书写所产生的手部僵硬问题。

② 耸肩放松。吸气时肩膀向上耸起，并努力地向耳朵的方向靠近；呼气时肩膀向下放松，感受肩部力量的下沉。循环往复地上下耸肩，能够有效缓解久坐不动后所导致的颈椎僵硬、肩膀酸痛等问题，能很好地放松肩部紧绷的肌肉。

③ 双手交叉上伸。双手交叉后向上、向前伸展，同时带动手臂及后背拉伸。这个动作可以很好地拉伸肩部、背部紧绷的肌肉，缓解其僵硬感。

④ 侧颈伸展。将头部向一侧倾斜，并用同侧的手轻轻抱住头部缓缓下压，充分感受斜方肌处的拉伸。头部摆正后再更换反方向继续拉伸，反复进行，可以有效缓解颈部肌肉的僵硬感。

❺ 左右转头伸展。左右转动头部，充分感受颈部侧面及斜后方肌肉的拉伸。对于长时间使用电脑的人来说，反复拉伸颈部两侧，可以减轻脖颈的僵硬感，提高脖子的灵活性。

❻ 借助门框拉伸。双手握紧门框，向前拉伸胸部，充分感受前胸的拉伸感及后背的挤压感。多次循环拉伸能够有效改善肩颈、前胸及背部的僵硬问题。

❼ 伸展整个脊柱。手抱住脚腕保持10~15秒，并让上身尽可能地向双腿靠近，充分感受整个后背的伸展。同时，一定要注意进行深呼吸，从而更好地增强其拉伸的效果。

❽ 甩手运动。平时在学习、工作之余，可以适当地甩甩手。这个动作能够很好地活动肩颈及手臂处的肌肉，促进人体血液循环，减轻久坐不动后上半身的僵硬感。

压力太大时
停下来发呆

（发呆是最简单的减压方式！）

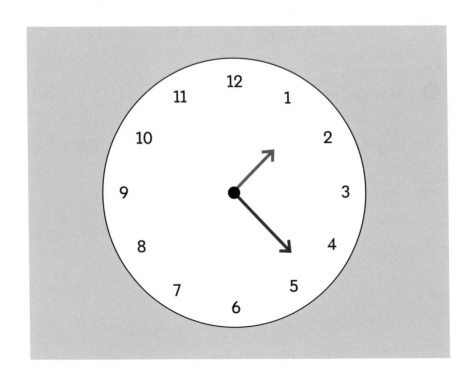

压力太大时停下来发呆

❶ 据研究发现，每天适当发会儿呆可以有效缓解25%的压抑情绪。

❷ 当我们心无杂念、头脑放空的时候，大脑中特殊的α脑电波便可以得到进一步加强。每天发会儿呆可以帮助我们集中注意力，缓解紧张焦虑的情绪，降低胡思乱想发生的频率。

❸ 发呆是一种最为简单的减压方式。朋友们，感觉压力太大时停下来发会儿呆吧！

经常深呼吸

（深呼吸能使身体放松，还能增强肺活力。）

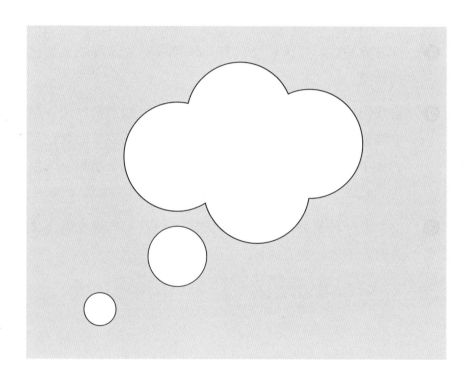

经常深呼吸

1 深呼吸有利于身体健康。经常深呼吸可以帮助肺部呼吸扩张，有效增强肺活量，锻炼肺部弹性及心肺功能。经常站立进行深呼吸，有利于身体健康。

2 改善记忆力，头脑更清晰。据研究发现，进行2~3组的深呼吸能够提高人的决策能力，使头脑变得更加清醒。因此，当我们感觉思绪混乱、头脑发蒙的时候，我们可以尝试多进行几组深呼吸，能够帮助我们的思维逐步清晰起来。

3 缓解焦虑，减轻压力。焦虑、生气等负面情绪会使大脑缺氧、心跳加速，此时可以多进行几次深呼吸，转移大脑的注意力，恢复冷静镇定的状态，从而有效地缓解焦虑。

每天散散步

（每天散步30分钟，长寿的概率增大4倍。）

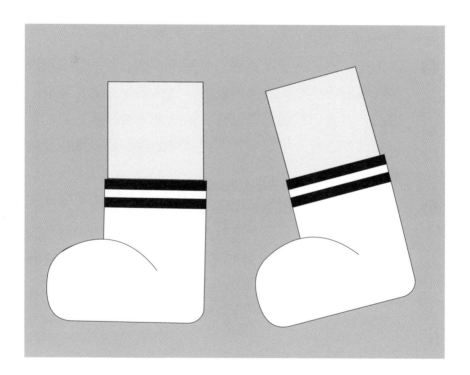

散步的好处

① 增强体质。散步是一项可以带动全身肌肉共同参与发力的日常运动，不仅能够使身体的各项机能得到充分的锻炼，还可以有效提高我们的心肺功能，大大增强体质。

② 提升骨密度。随着年龄的增长，人体中钙元素的含量也会慢慢减少。尤其是经常久坐不动或长期居家的人，钙流失的速度会更快。而散步恰好是一项能够促进钙元素吸收、提升骨密度的运动，可以很好地起到预防骨质疏松、活动人体关节的作用。

③ 稳定血压、血糖。经常散步可以使血液的流通速度加快，从而更好地调节血压。除此之外，适当的运动还可以促进人体血糖的代谢，有效维持血糖平衡。

④ 利于肠胃健康。吃完饭后出门散散步，可以加速肠胃的蠕动，促进食物的消化吸收。尤其是在晚餐吃得过饱的情况下，一定要出门散步、活动，避免食物在胃部大量地堆积。散步可以使排便通畅，更有利于肠胃健康。

散 步 = 散 脑 子

1 大量研究发现，散步能够刺激人体大脑的生长。每周进行3次高强度的散步活动，可以使大脑中负责记忆功能的海马体体积增长，大大降低老年痴呆等脑部疾病的患病风险。

2 不知道大家有没有发现，散步时我们的大脑会变得尤为清晰、活跃，甚至会经常迸发出一些稀奇古怪的想法。由此可见，散步不仅是在锻炼身体，更是在锻炼大脑。

3 散步被世界卫生组织认定为"世界上最好的运动"。据研究表明，每天步行超过30分钟的人群，长寿的概率会是经常久坐不动人群的4倍。而且，散步还可以有效地预防各种脑部疾病和心脏问题，是日常生活中最简单有效的一种运动。因此，没事的时候多散散步吧！

养一盆植物

（闲暇时多看看充满生机的植物。）

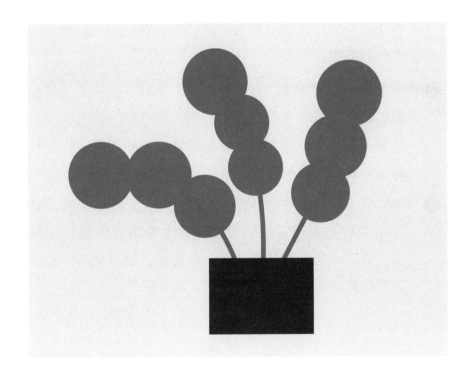

养一盆植物

1. 吸收毒气，净化空气。植物在进行光合作用的过程中，可以吸收空气中的二氧化碳，释放氧气。部分植物还能够吸收空气中所含有的苯、甲醛等有害物质，提升室内空气的质量。

2. 增加室内空气湿度。人体在户外、丛林等植物生长茂盛的地方，能够感受到空气中舒适的湿润感。在室内摆放几盆植物，如杜鹃、绿萝、龟背竹、发财树等，都能够起到很好的加湿作用。

3. 天然吸尘器。某些叶片宽大的植物是天然的吸尘器，其表面的纤毛能够很好地吸附空气中所悬浮的微粒和灰尘。在家中养上几盆橡皮树、龟背竹、散尾葵等叶片宽大的植物，可以有效吸附灰尘，清新空气。

整理房间能让能量流动

（整理房间是一种有效的解压方式。）

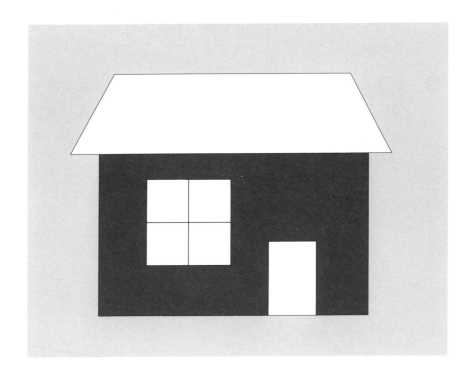

整理房间
能让能量流动

❶ 家是自身能量的映射。保持房间内部干净整洁，其实也是对自我内心世界的一种维护。只有将心绪整理清楚，我们才能拥有充足的内心空间与能量去做自己真正喜爱的事情。

❷ 整理家务是非常有效的减压方式。美国南加州大学的一项研究发现，房间乱作一团且很少收拾整理的人，其感受到的压力会随着时间的流逝变得越来越大。因此，要努力保持房间内干净整洁的环境！

爱唱歌的人
更容易长寿

（唱歌是科学长寿法排行榜上的第一名。）

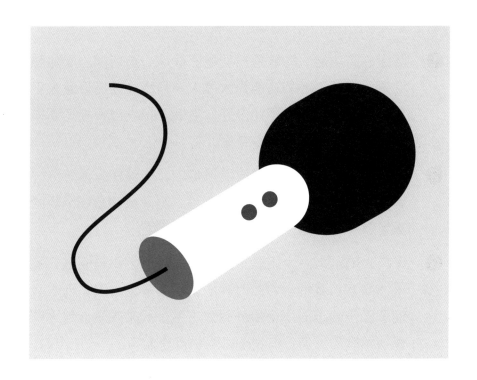

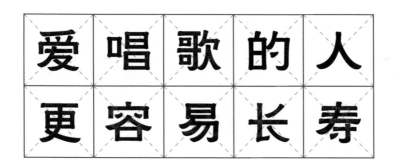

爱唱歌的人
更容易长寿

唱歌相当于富有节奏的体内按摩。人在唱歌时体内的气息会发生循环性震动，仿佛是在对体内的五脏进行放松按摩，其功效是任何一项运动所代替不了的。

① 增强心肺功能。唱歌是一项能够锻炼心肺功能、增加肺活量的运动。心肺功能强大的人，寿命往往比普通人更长。因此，平日里不妨多开口唱歌，把它当一项运动来做，无须强求水平有多专业。

② 消耗多余热量。利用腹部发声唱歌，能够使人体每分钟消耗20卡的热量。从理论上来说，唱几分钟歌所消耗的热量就等同于跑一百米所消耗的卡路里。

③ 保持大脑活力。大脑是一种"不用则废，不进则退"的人体器官。我们学习的时候所使用的多为左脑，而当我们沉浸于音乐时所使用的则为右脑。经常唱歌能使大脑保持活跃的状态，有利于大脑的健康发育。

❹ 愉悦身心。没事就多开口唱唱歌，可以释放我们内心堆积已久的压力，有效放松身心。

读书可减压

（每天读书6分钟，压力减轻68%。）

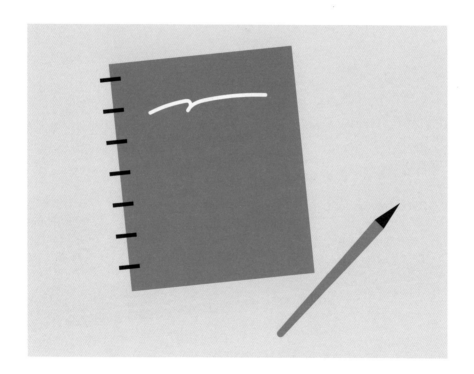

读书可减压

1 实验研究表明，阅读不仅是一种能够消遣时间、开拓眼界、提升知识修养的高质量生活方式，还是对精神层面的"按摩"和养护。阅读可以舒缓精神压力，帮助我们远离焦虑不安的情绪。

2 英国萨塞克斯大学的一项研究表明，听音乐可以缓解61%的压力，喝咖啡可以缓解54%的压力，散步可以缓解42%的压力，看电视、玩游戏可以缓解21%的压力，而读书6分钟则可以缓解68%的压力，其减压效果最佳，可以缓解三分之二以上的压力。

3 阅读能够延缓记忆力下降等脑部衰老问题的发生。我们的大脑终生都在发育，阅读的过程其实也是一个不断学习的过程，可以使我们的大脑得到充分的锻炼，延缓其衰老的速度。

多多拥抱你在乎的人

（拥抱是一种天然的减压器。）

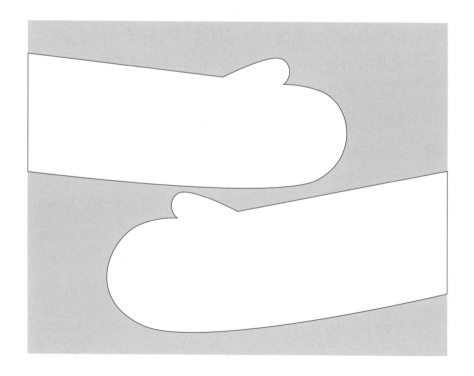

多多拥抱你在乎的人

❶ 降血压。拥抱能够使身体释放出一种充满幸福感的激素，有益于身体健康。同时，拥抱的过程中皮肤所接收到的亲切感受，也会激活压力受体，并向大脑的迷走神经输送信号，从而达到降低血压的效果。

❷ 减少恐惧。《心理科学》中刊登的一项研究结果表明，拥抱和抚摸均可以显著地降低恐惧。因此，朋友、家人之间的拥抱，甚至是与宠物、毛绒玩具的依偎，都可以有效缓解恐惧不安的情绪。

❸ 益于心脏健康。据研究发现，经常与爱人拥抱有益于心脏健康。与没有发生任何接触相比，情侣拥抱过后的心跳频率要更有利于心脏的健康发展。

❹ 减轻压力。拥抱的瞬间会使人进入类似于冥想的平静时刻，能够暂停大脑频繁思考琐事的进程，减轻自身压力。朋友们，多多拥抱彼此吧！

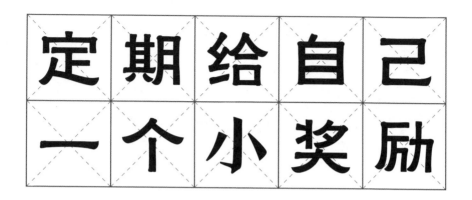

定期给自己
一个小奖励

（高级的养生是爱自己。）

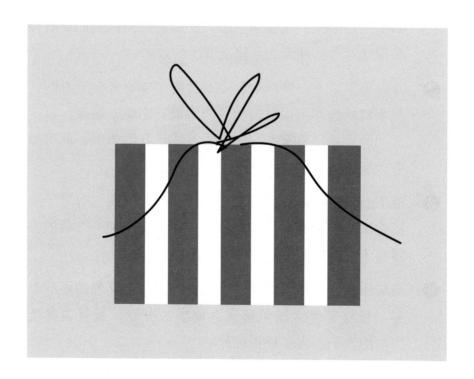

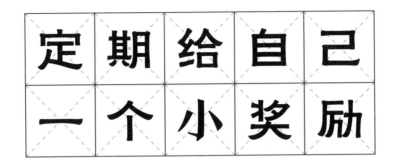

定期给自己一个小奖励

❶ 定期为自己准备一份小礼物，可以是一束美丽的鲜花、一件漂亮的衣服、一顿丰盛的美食、一场精彩的电影、一趟愉快的旅行。

❷ 在努力完成阶段性的目标之后，记得给自己设置一些小奖励，不仅可以愉悦身心，还可以激励自己更好地大步前进！

4

年轻人，
该养心态了

心情不好
会让人变丑

（别让皮肤跟着情绪受罪。）

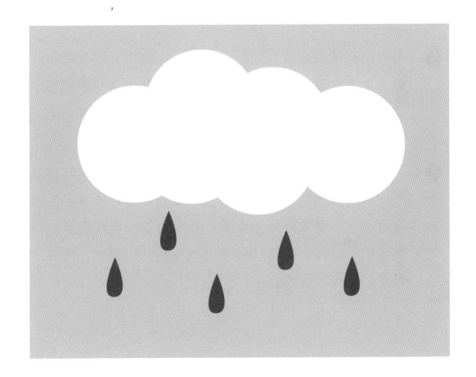

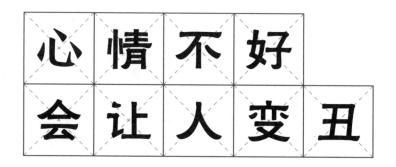

心情不好会让人变丑

1 大量科学研究发现，70%的人会不自觉地通过身体健康受损来消化不良情绪，悲伤、郁闷的主要宣泄通道之一就是皮肤。

2 当我们经常情绪差、压力大的时候，整个人的状态也会随之变差。我们的脸色会变暗黄，皮肤也会变得粗糙。反之当我们高兴的时候，整个人就会看起来神采奕奕、充满活力、容光焕发。

3 为什么说心情不好会变丑？因为如果我们长期抑郁寡欢、焦虑烦闷，上皮细胞就会在皮肤表面合成更多的黑色素，从而使皮肤发暗发黄，甚至可能会出现斑点。忧愁苦闷的情绪还会影响睡眠，加重皮肤的暗沉，使整个人看起来憔悴不堪。

情绪不畅
会导致胃病

（莫生气！不值当！）

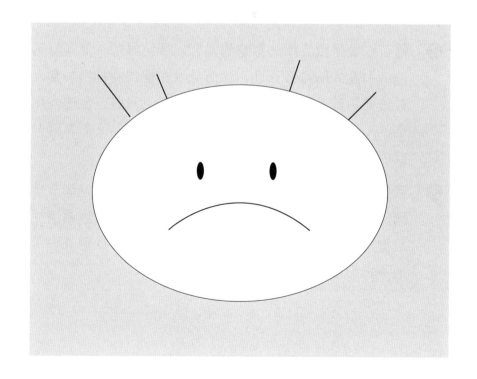

情绪不畅会导致胃病

1. 情绪不畅常会导致胃病。我们平时生气发火，经常会感觉胃有点难受，这是由于情绪不畅，肝气犯胃，胃部因此排空异常，从而引起胃部不舒服。

2. 胃可以说是很受情绪影响的器官，情绪异常、低落都可能会引发大脑神经紊乱，从而导致支配胃的神经异常，最终使胃酸分泌增加。胃酸多就会产生胃胀、反酸、恶心、呕吐等胃部不舒服的症状，进而引发胃炎等胃部疾病。

3. 我们平时要注意保持心情愉快，生气伤心时注意调节情绪。还应注意饮食调理，早餐要按时吃，选择容易消化且能暖胃的食物。同时，要避免养成吸烟、饮酒等伤胃的不良习惯。

长期焦虑易致心理病

（天天焦虑，真的会生病！）

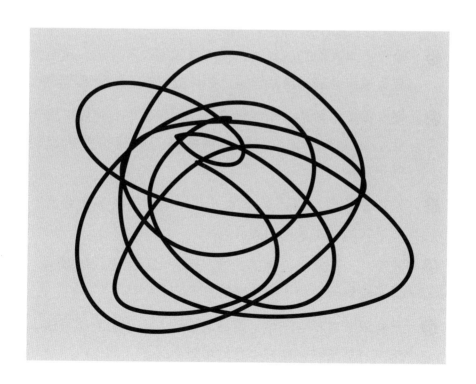

7种无意识的焦虑表现

❶ 无意识屏气：当人感觉到紧张、压力大、焦虑时，就会无意识地屏住呼吸，但屏息反而会加重心里的焦虑感，让人感觉心突突地狂跳。

❷ 咬牙：当人面临压力时，会不自觉地咬紧牙关。这时需要有意识地进行自我觉察，并且提醒自己放松下巴。

❸ 慢性胃炎：胃是“情绪器官”，如果发现有胃痛等胃炎症状，应及时关注自己的情绪是否存在持续焦虑的情况。

❹ 无意识耸肩：当人处于紧张、焦虑、恐惧等情绪状态时，会出现无意识的耸肩反应。

❺ 噘嘴：人在紧张或焦虑的情况下会出现无意识的噘嘴，这是疏解压力和不安情绪的方式。

❻ 无意识皱眉：当一个人情绪有波动，心里感到不舒服、生气、难受时，就会不自觉地皱眉头。

❼ 不当动作频繁：频繁玩手指、咬指甲、来回走动或频繁重复一个动作（如转笔、撕纸）。

如何缓解焦虑

1 深呼吸：感受自己的呼吸，缓慢地深吸气，随后缓慢、有节制地呼出。如此反复几次，可以帮助你放松身心，缓解紧张和焦虑。

2 觉察到自己的小动作：如屏气、咬牙、噘嘴、皱眉、耸肩等，这些小动作其实都会给身体传递一种焦虑信号。要觉察到它们，然后放松，呼吸，松开牙齿，微笑，最后放松眉毛和肩膀。

3 耸肩运动：很多人在紧张焦虑的时候就会不自觉地屏气，从而导致身体僵硬、呼吸困难。呼吸不顺畅人就会更加难受，这时候可以试着上下耸动双肩，并配合深呼、深吸。举肩吸气，松肩呼气，如此反复数回，直到呼吸恢复顺畅。

4 放声大喊：放声大喊是缓解焦虑的一种好方法。大吼、尖叫都可以有效地帮助我们宣泄焦躁的情绪，内心憋闷时不妨放开喊几嗓子，但要注意避开人多的公共场合。

如何预防焦虑

1 睡好觉，保证睡眠充足。

2 少和旁人比较。

3 多晒太阳，温暖身心。

4 独自或和朋友一起散步。

5 多运动，以简单的有氧运动为主。

6 看书，看电影、纪录片等。

7 打扫房间，整理东西，把不要的杂物统统扔掉。

8 洗澡，尤其是洗热水澡，能有效舒缓情绪。

9 把困难拆解成多个小问题，一个个完成。

10 想哭就哭，别憋着。

11 行动起来，不要内耗。

12 减少无效社交，多给自己独处的时间。

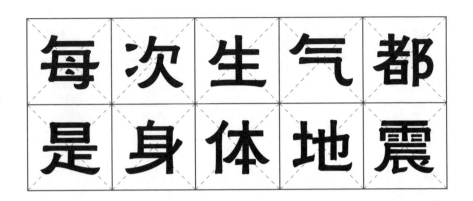

每次生气都是身体地震

（别生气，气坏身体没人替！）

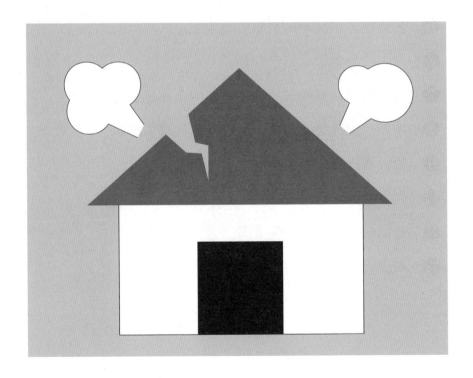

生气就好比一次身体地震

❶ 不要动不动就怒火中烧，要知道，每次生气都会对我们的身体造成像地震一样的冲击性伤害。

❷ 我们总说，好心态是最好的养生。精神压力大会影响身体健康，很多难以治愈的身体疾病都与心理状况密切相关，所以拥有好心态、保持情绪稳定是健康的基础。

❸ 美国生理学家爱尔马博士通过实验研究发现：人在生气状态下，10分钟内消耗的精力等同于一次三千米赛跑（这里指的是身体元气的消耗，并不涉及锻炼效果）。当人们在生气时，生理反应非常剧烈，分泌物比其他任何情绪都要复杂，也更加具有毒性。因此爱尔马博士认为，人真的有可能会被气死。所以珍惜生命，远离怒气，任何人和事都不值得我们气坏自己！

生气伤身体

① 生气会伤心脏，让心率变快。

② 生气会伤肠胃，让肠胃紊乱。

③ 生气会变丑，让皮肤长斑。

④ 生气会伤肝，让肝气郁结。

⑤ 生气抵抗力会变差，让人易生病。

⑥ 生气会伤肺，让人呼吸急促。

⑦ 生气会导致乳腺增生，让乳房出现肿块。

⑧ 生气会伤甲状腺，让分泌激素异常。

吃饭的时候
不要生气

（等气消了再好好吃饭吧！）

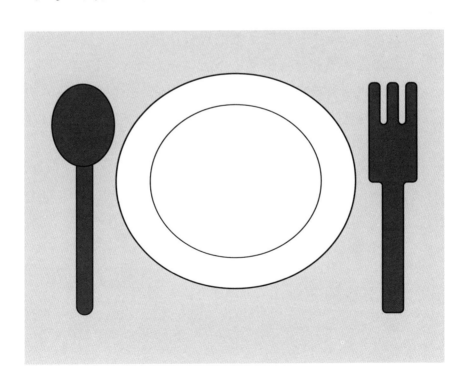

吃饭的时候不要生气

1 俗话说："吃饭不生气，生气不吃饭。"

2 谨记！生气的时候暂时别吃东西。因为生气让肝气上升，而吃东西又是往下咽的过程，所以在生气时进食，身体内的气体一部分向上推压，一部分向下压迫，吃进去的食物受气体包围，无法完全消化，不仅影响肠胃功能，还容易变成息肉、结节等。所以，等气消了再好好吃饭吧。

千万不要带着气睡觉

（隔夜气好比隔夜菜，有毒！）

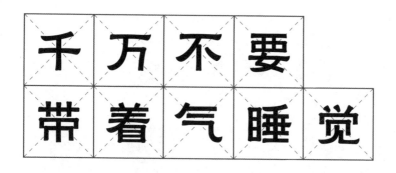

千万不要
带着气睡觉

关于"隔夜气",有人调侃说"忍一时乳腺增生,退一步卵巢囊肿",那如果人带着怒气睡觉,第二天会发生什么呢?

❶ 怒气翻倍。据美国《老年学杂志》刊载,有研究人员发现,当人的大脑中存在愤怒记忆时,与清醒的状态相比,睡眠可能让愤怒的程度进一步深化。所以,带着怒气睡觉,醒来时也许会更生气。压着脾气选择忍耐后的第二天,负面情绪会比事发当天高出一倍。

❷ 损害皮肤、内分泌失调。带着怒气睡觉会让人面容憔悴,双眼浮肿,伴随有皱纹增多及皮肤干燥等表现,还可能会对皮肤的新陈代谢造成影响,出现色斑。严重的甚至会导致内分泌失调,出现心跳加快、心慌气短、胸闷等异常症状。

❸ 增加肝脏负担。带着怒气睡觉会让肝细胞的劳累程度增加,使得脂肪在体内蓄积,从而导致脂肪肝、肥胖症等。

❹ 影响正常睡眠。怒气往往伴随着焦虑的情绪，带着这种情绪入睡会造成睡眠疲乏、多梦，一晚上下来，大脑无法得到有效的休息，影响第二天的生活。

❺ 影响消化系统。带着怒气睡觉可能会对我们身体的消化及吸收功能造成影响，从而导致腹部胀痛或消化不良。

❻ 伤害甲状腺和乳腺。情绪的好坏决定了甲状腺的健康状况，当人着急生气时，就容易出现甲状腺增大的情况。乳腺也是一样，心情不好的时候，就容易出现乳腺增生，乳腺肿块变大、变硬的情况。

生气的时候
请握紧拳头

（生气时握拳是为了更好地疏泄肝气。）

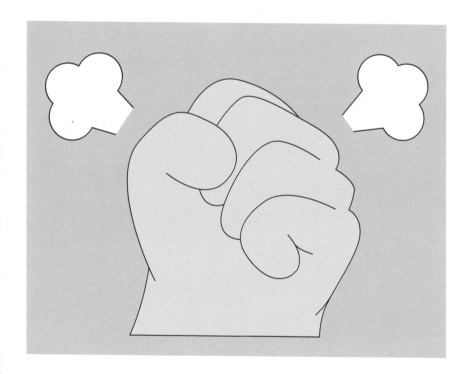

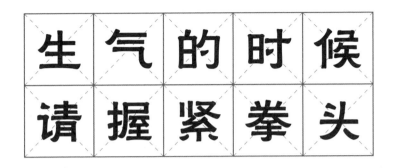

生气的时候
请握紧拳头

① 人生气时为什么会下意识地握紧拳头、瞪大眼睛？不是为了打人，是为了疏泄肝气。

② 我们老说"生气"，生的是什么气？就是肝气。古人说"怒发冲冠"，意思就是因愤怒而头发直竖，把帽子都顶起来了，可见怒气的"威力"。

③ 《黄帝内经》上说："肝在变动为握。"肝气的变化，首先体现在"握"上。人生气时往往会下意识地握紧拳头，别小看这个小动作，它能清心火，还能有效平衡肝气的运行，大大降低肝气上升给我们身体带来的伤害。

④ 很多身体下意识的动作其实都是在进行自我保护。小朋友生气的时候都是握拳咬牙的，而成年人受后天影响，生气的时候往往会选择克制、隐忍，结果造成肝气郁结瘀堵，伤肝伤身。所以朋友们，生气的时候都把拳握起来！

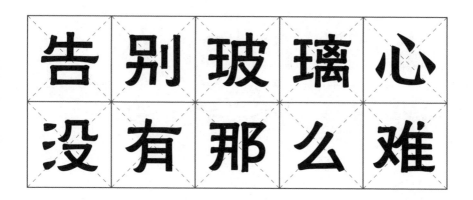

告别玻璃心

没有那么难

（努力地向玻璃心say goodbye！）

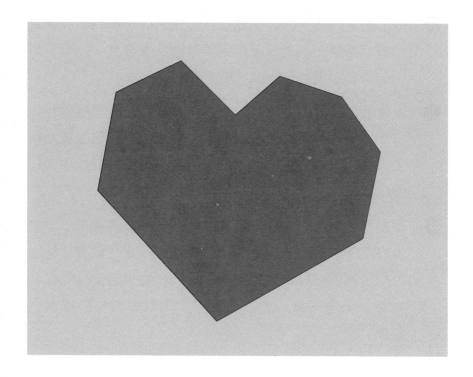

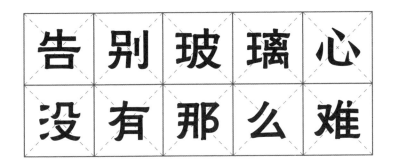

告别玻璃心 没有那么难

① 告别玻璃心，首先要培养钝感力，即不过于敏感地对周围事物产生感觉的能力。这是一种可以避免被负面情绪控制的良好能力，有助于化解玻璃心。

② 不要乱猜想。玻璃心的人容易对事情展开没有根据的猜想，乃至做出错误的决策，影响工作和学习。只有停止胡乱猜想，才能停止内耗，让精力回归到自身成长上。

③ 多角度看问题。面对一个意料之外的结果；我们要学会从多个角度去看待问题，避免过度反应，更不要走极端。

④ 放下取悦别人的念头。只要怀着迎合他人的念头，就很难再按照自己真实的想法行事。一味想取悦别人，最后会失去自我，情绪也容易被他人牵动。

⑤ 他人评价不能代表你自身的价值。每个人都是带着自身的价值观和认知看世界的，不同人眼中的世界也不尽相同，这与你本人并没有直接关系，别因为他人的一句评价乱了方寸。

人越快乐
免疫力越高

（快乐是身体最好的营养液。）

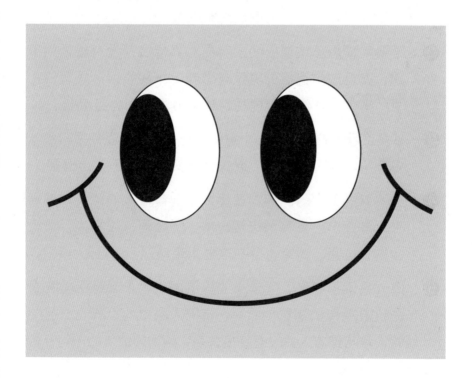

人越快乐免疫力越高

❶ 中医上讲："人越快乐免疫力越高。"

❷ 正向的情绪体验，如愉快、放松、乐观和满足感，可以增加免疫细胞的数量，促进免疫系统功能的提高，从而增强身体的抵抗力。保持好心情，一些基础的疾病就不会找上门来。

❸ 研究表明，压力和负面情绪会削弱免疫系统的功能，增加患病风险。生气十分钟，你的免疫系统就会停止工作好几个小时。因此，学会调整情绪是提高免疫力的关键。

❹ 可以选择一些适合自己的方法来调节情绪，比如运动、读书、听音乐、与朋友交流等，这样可以促进身体生成更多的免疫细胞，增强免疫功能。所以，多和能让你开心的人在一起吧，对身体会更好。

大笑促健康

（笑是不花钱的良药。）

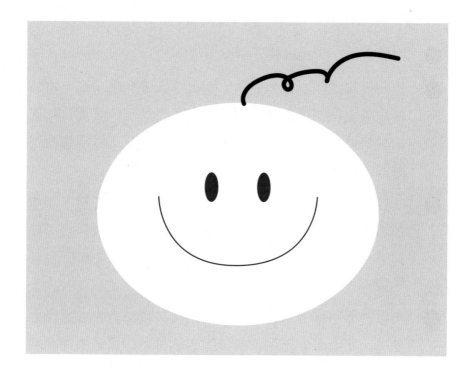

大笑促健康

1 大笑能够帮助减肥。英国研究发现，大笑一小时可以燃烧一百卡路里热量。

2 笑可以缓解压力。笑可以缓解、消除由心理问题引起的精神类疾病。因为笑可以调节我们的神经，帮助我们的身体缓解压力和紧张的情绪。

3 笑可以让人变年轻。俗话说："笑一笑，十年少；愁一愁，白了头。"大笑的开心状态可以让人保持年轻，反之长期抑郁、焦虑的人，往往看起来格外苍老。快乐的时候身体会保持活跃的状态，而这种开心快乐的状态，会直接影响到身体的内分泌。

4 经常笑一笑吧！笑是不需要花钱就能获得的良药。

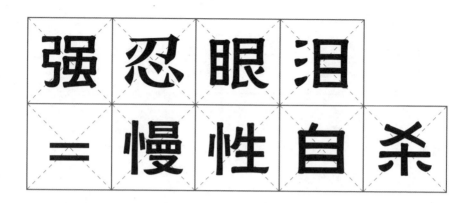

强忍眼泪＝慢性自杀

（哭出来就是一种排毒。）

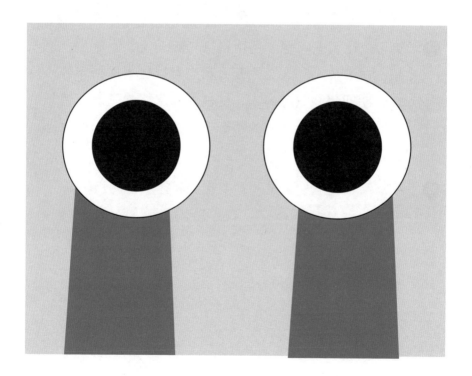

不要强忍眼泪

1 强忍眼泪相当于把情绪毒素积压在身体里。人在强烈的情绪刺激下，如痛苦悲伤的时候，眼泪中往往含有对人体有害的毒素。想哭的时候就哭出来，能让体内的情绪毒素正常排出，更有利于我们的身心健康。

2 当人流眼泪时，情绪的变动会刺激体内激素的分泌，从而有助于调节身体的状态。如果憋着不让眼泪流出来会导致不良情绪积压，就可能会导致内分泌失调，影响我们身体某些器官的功能。这就是大家经常说的："有些病都是憋出来的。"

年轻人能哭是件好事

① 很多人觉得哭泣是软弱的表现，其实并非如此，哭出来是最健康的抒发方式。强忍着眼泪对身体损伤极大，等于慢性"自杀"。

② 哭能排毒。人在精神压抑时，眼泪中会含有一种有害的蛋白质，如果想哭还强忍着，对身体很不好。想哭就哭，压抑住的眼泪，每一滴都有"毒"。因此，专家认为，强忍着眼泪就等于慢性"自杀"。

③ 哭能解压。哭能把致郁的化学物质清除掉，缓解压力，降血压，防抑郁。通常人们哭泣后，情绪强度会降低百分之四十。想哭就哭，利用眼泪把情绪压力消除掉吧。

④ 哭有治愈效果。别小看哭鼻子，想要痛快地大哭一场，背后需要呼吸系统、循环系统、神经系统的团结协作，这就是为什么每次哭完，人会产生一种被治愈的轻松感。

❺ 哭的最佳时长。每次哭泣最好不要超过15分钟，小于15分钟能"养生"，大于15分钟会"伤身"。哭得太久，还会伤肠胃。我们的肠胃很娇气，对主人的情绪极其敏感。

❻ 你多久没哭过了？如果最近很不顺，躲起来好好哭个15分钟吧，哭完你就会感觉轻松不少。想哭哭不出来，不妨找些催泪电影辅助一下。哭完记得补水哦。

健康是人生最大的财富

（没有什么比健康更重要。）

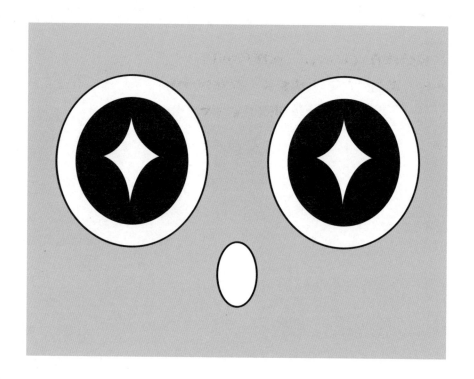

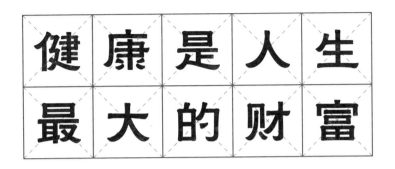

① 稳定的肠胃。胃肠道是消化系统的重要组成部分，强大的肠胃直接关系着身体健康。

② 躺下就能入睡。睡觉是第一大补，睡得好，心情、身体、状态都好，好的睡眠值千金。

③ 一口好牙。拥有健康的牙齿可以说是凭空省了一大笔钱，朋友们记得保护好自己的牙齿。

④ 每天顺畅排便。排便是身体排毒最重要的途径，每天都能顺畅排便，身体会很轻松。

⑤ 不近视。好视力如今已成稀缺品，不用架着厚厚的眼镜，免除不少生活不便；每天能以天然高清模式看世界，这是多少人羡慕不来的福气。

⑥ 健康甲状腺、没有结节。真心羡慕每一位打工多年却没有囊肿、结节的朋友，真的很稀有，恭喜你们有着非常强大的心态和健康的身体。

❼ 健康的颈椎、腰椎。拥有健康颈椎和腰椎的人，简直少了一大部分烦恼。

❽ 茂密的头发。没有脱发和发际线后移问题，真的是人生的一大幸事。

❾ 专注力。在信息碎片化的时代，未来10年比的一定是专注力。少刷短视频吧，人真的会刷傻，试着静下来看一本书或一部电影吧。

❿ 快乐的能力。很多人长大后最直接的改变就是变麻木了，好像什么事都开心不起来，就算开心也是短暂的一瞬，孩童时期那种纯粹的快乐再也找不到了。成年后，如果还能拥有随时开心的能力，请一定要好好珍惜。

图书在版编目（CIP）数据

一看就懂一学就会的年轻人健康宝典 / 胡文馨编著 .
北京：华龄出版社，2024．8．—— ISBN 978-7-5169
-2863-9

Ⅰ．R161.5-49

中国国家版本馆 CIP 数据核字第 20249SA097 号

策　　划	茹钰涵	责任印制	李未圻	
责任编辑	李梦娇	装帧设计	U有·态度 设计工作室　L'Attitude Design Studio　联系方式 qq461084	

书　　名	一看就懂一学就会的年轻人健康宝典	编　　著	胡文馨	
出　　版 发　　行	华龄出版社　HUALING PRESS			
社　　址	北京市东城区安定门外大街甲 57 号	邮　　编	100011	
电　　话	（010）58122255	传　　真	（010）84049572	
承　　刷	三河市金泰源印务有限公司			
版　　次	2024 年 8 月第 1 版	印　　次	2024 年 8 月第 1 次印刷	
规　　格	880mm×1230mm	开　　本	1/32	
印　　张	8	字　　数	152 千字	
书　　号	ISBN 978-7-5169-2863-9			
定　　价	49.80 元